Babynahrung

Löffelweise Liebe für Ihr Kind

Wertvolle Anleitung zur erfolgreichen Beikost-Einführung mit 200 gesunden Lieblingsrezepten für Babybrei, Fingerfood & Familienkost

Jana Bergmann

1. Auflage

2019

Inhaltsverzeichnis

Vorwort

Liebe Eltern und all diejenigen, die es bald werden,

oftmals kommt das Babyglück und man kann es kaum fassen. Alles ist plötzlich so anders und viele Fragen schwirren einem durch den Kopf:

Wie wird sich mein Kind entwickeln? Werden die Nächte laut und lang oder doch eher entspannt? Wird mein Kind genug Nahrung zu sich nehmen, um zu wachsen und sich gesund zu entwickeln? Was kann ich selber dazu beitragen, damit es meinem kleinen Schatz an nichts fehlt?

Fragen über Fragen und für alles gibt es hier die Antworten!

In diesem umfassenden Ratgeber finden Sie alles rund um das Thema Babybrei, Beikost und Familienkost. Neben spannenden Informationen zur kindlichen Ernährung, erlernen Sie effektive Handlungsmöglichkeiten, sowie Tipps und Tricks, auf was Sie bei der Ernährung alles achten müssen und wie Sie den Start und den Übergang zur festen Nahrung optimal begleiten und umsetzen.

Ich zeige Ihnen den Unterschied zwischen Fertignahrung und frisch gekochter Beikost auf und gebe Ihnen hilfreiche Listen mit an die Hand, was die Kleinen wann essen dürfen und worauf Sie bei der Getränkewahl achten sollten.

Zusätzlich verrate ich Ihnen unterstützende Techniken, wie Sie Ihr Baby an den Löffel gewöhnen und den Start in die Brei-Zeit für Sie, aber auch Ihr Kind, optimal und entspannt gestalten.

Ebenso dürfen Sie sich auf spannende Informationen rund um das Thema Allergien und Unverträglichkeiten freuen. Vielen Eltern bereitet dieser Punkt große Sorgen. Ich führe Sie durch diesen Ratgeber und zeige Ihnen einfache Methoden auf, Allergien und Unverträglichkeiten zu erkennen und schonend zu umgehen.

Die kindliche Ernährung gehört zu den wichtigsten Themengebieten in der Erziehung und Entwicklung der Kleinsten, sodass natürlich auch die richtige Zahnpflege nicht fehlen darf. Ab wann Sie damit starten und wie Sie dies am einfachsten umsetzen, erfahren Sie ebenfalls in diesem Buch.

Das Beste kommt aber immer zum Schluss!

200 einfache, gesunde und leckere Rezepte für jedes Alter warten hier auf Sie! Schnappen Sie sich schon mal die Koch-Schürze: Ab jetzt schwingen Sie nämlich für Ihren kleinen Schatz den Kochlöffel!

Ich wünsche Ihnen eine wundervolle Zeit mit Ihrem Nachwuchs und hoffe, dass ich Ihnen mit diesem Ratgeber einen wertvollen Leitfaden an die Hand geben kann, der Sie in Ihrem Vorhaben unterstützt und Ihr Baby bestmöglich auf die bevorstehende Nahrungsumstellung vorbereitet.

Viel Freude beim Lesen und vor allem viel Erfolg bei der Zubereitung der leckeren Babynahrung!

Ihre Jana Bergmann

Kapitel 1

Vom Babybrei zur Familienkost – was genau versteht man darunter?

Nach der Geburt hat jedes Baby einen angeborenen Saugreflex und findet schnell seine Nahrung an Mamas Brust oder dem Fläschchen. Große Gedanken über die Nährstoffe oder auch die Art und Weise des Fütterns macht man sich hier noch nicht.

Doch bleibt dies nicht ewig so. Denn die vielen großen und kleinen Entwicklungsschritte des Nachwuchses führen zu Veränderungen. Der Bedarf an Energie steigt, der Magen wächst und wird größer und die Menge an benötigten Nährstoffen steigt stetig an. Die Ernährung hat einen großen Einfluss auf die Entwicklung unserer Kinder und sollte deswegen immer gut bedacht werden.

Spätestens ab dem 5. Lebensmonat sollte man sich näher mit dem Thema Beikost beschäftigen. Der Körper ist dann bereit, auch festere Nahrungsmittel in Form von Brei zu sich zu nehmen und benötigt diese auch. Die Milchnahrung oder auch Muttermilch besteht aus kontrollierten Inhaltsstoffen und ist gesetzlich streng in ihrer Zusammensetzung geregelt. Die Beikost bezeichnet im Prinzip eine ergänzende Ernährung, die zunächst ergänzend zum Stillen gegeben wird und schließlich Schritt für Schritt die Milchnahrung komplett ersetzt.

Wichtig ist hierbei, darauf zu achten, dass Ihr Kind auch wirklich bereit dafür ist. Diese „Reifezeichen“ könnten zum Beispiel sein:

- Eigene Kaubewegungen, wenn es Sie beim Essen beobachtet
- Die Feinmotorik ist so weit entwickelt, dass es mit 2 Fingern oder der Hand etwas greifen und an den Mund führen kann
- Das Köpfchen kann ohne Unterstützung gehalten werden
- Es kann aufrecht sitzen (mit etwas Stütz-Hilfe)
- Der erste Zahn ist idealerweise bereits durchgebrochen
- Es schafft einen Löffel in den Mund zu nehmen
- Die Zunge ist geschwächter und wird nicht gestreckt (Zungenstoß-Reflex)
- Es zeigt grundsätzliches Interesse an der Nahrungsaufnahme der Bezugspersonen

Achten Sie stets gut auf die Signale Ihres Babys, um zu sehen, dass es bereit ist. Ein deutliches Wegdrehen des Kopfes, wenn der Löffel kommt, signalisiert keine Bereitschaft. Hier sollte man noch etwas warten und es einige Tage später erneut versuchen. Erkennen Sie bereits Signale, ist es höchste Zeit, zu beginnen.

Babys benötigen ungefähr ab dem 5. – 7. Monat vor allem eine zusätzliche Menge an Zink und Eisen. Auch

Vitamine und essentielle Fettsäuren müssen aufgestockt werden. Demnach ist es von Vorteil, mit bestimmten Lebensmitteln zu beginnen. Dazu erkläre ich Ihnen gleich noch mehr.

Um Ihnen ein Bild davon zu machen, was man genau unter Beikost und Familienkost versteht, möchte ich Ihnen ein Beispiel aufzeigen:

Babybreie bestehen oftmals aus den gleichen Zutaten wie Familienkost. Sie sind jedoch fein püriert, nicht oder nur wenig gewürzt und meist in einer bestimmten Zusammensetzung und Abfolge anzubieten. Dies dient dazu, direkt zu sehen, ob Ihr Kind bestimmet Lebensmittel nicht verträgt.

Demnach beginnt man zum Beispiel mit einem einfachen Möhrenbrei und steigert sich dann zum Möhren-Kartoffel-Brei und zuletzt zum Gemüse-Fleisch-Brei. Dies macht man in einem Abstand von ungefähr einer Woche. In diesen Tagen kann man gut beobachten, ob sich der Stuhlgang auffällig verändert, das Kind über Bauchschmerzen klagt oder sich zum Beispiel ein Hautausschlag entwickelt. Ist alles ok, wird die nächste Zutat hinzugenommen.

Ganz wichtig bei der Beikost ist, dass man auf Salz verzichtet. Die kleinen Nieren können den Natriumgehalt noch nicht zersetzen und abbauen, sodass es gesundheitsschädlich für unsere Kleinsten ist.

Mit den Monaten wird aber auch der Brei den Kleinen zu langweilig. Dann muss festere Nahrung her! Demnach können Sie spätestens ab dem 1. Geburtstag damit beginnen, Ihr Kind vom Familientisch mitessen zu lassen. Wichtig ist immer, die individuelle Entwicklung des eigenen Kindes zu berücksichtigen und sich nicht von Freunden oder den anderen Müttern aus der Krabbelgruppe reinreden oder gar verunsichern zu lassen, dass ihre Kinder etwas schon viel früher gegessen haben.

Für feste Nahrung muss ein Kind bereit sein, genau wie für die Beikost. Erst wenn Zähne da sind und der Schluckreflex vollkommen ausgereift ist, darf man die Familienkost geben.

Auch hier heißt es aber zu Beginn: Langsam herantasten! Ihr Kind sollte nicht direkt das scharfe Chili con Carne mitessen, sondern mit einfachen Gerichten wie Nudeln mit Tomatensauce oder auch Kartoffeln mit Gemüse starten.

Der Übergang von der Milchnahrung zur Beikost und von der Beikost zur Familienkost ist ein wichtiger Entwicklungsschritt, den man nicht erzwingen oder künstlich beschleunigen sollte. Jedes Kind ist einzigartig und entwickelt sich seiner Persönlichkeit entsprechend. Hierzu kann ich Ihnen einen wundervollen Leitsatz mit auf den Weg geben:

„Das Gras wächst nicht schneller, wenn man daran zieht...!“ - afrikanisches Sprichwort

Einblick in die Ernährungsentwicklung unserer Kleinsten

Jedes Kind startet bereits im Mutterleib mit seiner Entwicklung. Dabei bekommt es seine Nahrung noch über die Nabelschnur von der Mutter.

Die ersten vier Monate nach der Geburt sind noch relativ einfach gestaltet. Idealerweise wird das Baby gestillt und holt sich somit alle notwendigen Nährstoffe über die Muttermilch. Das Stillen soll ebenfalls Allergien verhindern und das Immunsystem erfolgreicher stärken, als Milchnahrung. Kann oder möchte man als Mutter nicht stillen, bekommt das Baby Fläschchen. Auch diese alternative Milchnahrung ist speziell mit den wichtigsten Nährstoffen zusammengesetzt und sorgt für eine gesunde Entwicklung Ihres Babys.

Da in diesem frühen Alter Vitamin K, D und auch Fluorid besonders wichtig sind, bekommen die Kleinen dies noch zusätzlich zugeführt. Vitamin D (und manchmal auch Fluorid) durch spezielle Tabletten, die man am besten das gesamte erste Lebensjahr nutzt und das Vitamin K durch spezielle Dosen, die der Kinderarzt bei den U-Untersuchungen verabreicht.

Zwischen dem 4. und 6. Lebensmonat benötigt Ihr Baby nun zusätzliche Nährstoffe wie Zink, Eisen und Fettsäuren. Deshalb sollten Sie nun, wenn die Signale Ihres Kindes es zulassen, ergänzend zur Milchnahrung, mit der Beikost beginnen. Am besten startet man mit einem einfachen Möhrenbrei. Diesen kann man nach einigen Tagen mit Kartoffeln ergänzen. So wird der Energiebedarf gedeckt und alle wichtigen Nährstoffe können zugeführt werden.

Da bis jetzt Getränke noch weitgehend überflüssig waren, weil Ihr Baby Hunger und Durst durch die Milchnahrung gestillt hat, ändert sich nun etwas! Dieser Entwicklungsschritt erfordert eine Flüssigkeitszufuhr. Stilles Wasser, ungesüßte Tees oder auch spezielle Baby-Tees sind hier die richtige Wahl. Bedenken Sie stets, dass Sie Leitungswasser immer erst gründlich abkochen müssen! Die Keime darin können Ihrem Schatz Bauchschmerzen und Verdauungsbeschwerden verursachen.

Zwischen dem 6. und 8. Lebensmonat sollte man den ersten Brei mit einem weiteren kombinieren. Während der Kartoffel-Möhren-Brei als Mittagessen dient, kann man für den Abend einen Milch-Getreide-Brei einführen. Wichtig ist, die Mahlzeiten immer nach und nach zu ersetzen und zu schauen, ob die Mengen ausreichen, um das Kind zu sättigen und somit die Entwicklung zu unterstützen. Auch hier gilt wieder: Viel trinken!

Da bereits Mittag- und Abendessen verplant sind, freut sich Ihr Kind mit ungefähr 8-9 Monaten auf eine leckere Zwischenmahlzeit. Diese benötigen sie, da der Magen immer mehr wächst und der Energiebedarf steigt. Die Zeit zwischen Mittag- und Abendessen ist noch zu lang, um sie einfach so zu überstehen. Demnach kommt ein leckerer Obst-Getreide-Brei mit auf den Speiseplan, der zusätzlich Vitamine und Nährstoffe liefert.

Ab dem 10. Monat ersetzt man dann auch die letzte Mahlzeit am Morgen. Hier sollte man ein weiches Brot anbieten. Der Belag ist erstmal Nebensache. Das Brot schmeckt anfangs auch pur sehr lecker. Achten Sie hier bitte darauf, dass es kein körniges Brot ist. Dies kann Ihr Kind noch nicht verdauen.

Je nach Entwicklungsstand und ungefähr ab dem 11. Monat können Sie langsam damit beginnen, die Brei-Mahlzeiten durch die Familienkost zu ersetzen. Am besten gehen Sie hier genauso langsam vor, wie Sie den Übergang zur Beikost gestaltet haben. Hilfreiche Tipps und Tricks, wie dies am besten funktioniert, finden Sie in einem späteren Teil dieses Buches. Freuen Sie sich darauf!

Fertignahrung vs. frisch gekocht: Die Vor- und Nachteile der beiden Möglichkeiten

Jedes Kind is(s)t anders, so wie auch die Eltern. Bei jeder Familie gibt es unterschiedliche Auffassungen darüber, ob man lieber selbst kocht oder fertige Gläschen mit Brei kauft. Beides verfügt über seine ganz speziellen Vor- und Nachteile. Auch wenn man anderes erwartet, ist Brei aus dem Glas oftmals nur mit einem sehr geringen Schadstoffgehalt behaftet. Brei-Gläschen werden unter strengen Richtlinien hergestellt und gehören zu den diätetischen Lebensmitteln, die genauste Anforderungen zu erfüllen haben.

Diesen Vorteil findet man aber auch bei einem frisch gekochten Brei. Voraussetzung ist nur, dass man frische, regionale und saisonale Produkte verwendet.

Auch die Zeit ist ein großer Faktor, den viele Eltern als problematisch empfinden. Manchmal muss es einfach schnell gehen, da ist so ein Gläschen viel schneller erwärmt, als eine ganze Mahlzeit gekocht. Doch auch hier kann der frisch bzw. selbst gekochte Brei mithalten! Denn „frisch“ bedeutet nicht, es muss kurz vor der Nahrungsaufnahme gekocht werden, sondern dass es selbstgemacht und zum Beispiel sofort eingefroren wurde.

Zu diesen Möglichkeiten erfahren Sie noch später mehr!

Weitere Vorteile des Selbstkochens sind, dass Sie genau wissen, was drin ist und schneller herausfinden, worauf das Kind vielleicht reagiert, wenn es einen Ausschlag bekommt. Bei einem Gläschen sind die Zutatenlisten oft länger und unübersichtlicher. Dennoch ist bei den Gläschen der Vorteil, dass sie eine ausreichende Menge an Jod enthalten, was man beim Selberkochen nur schwer dosieren kann. Vor allem, weil man im ersten Lebensjahr auf Salz verzichten sollte. Hier gleicht sich beides wieder etwas aus.

Dennoch liegt das Gläschen wieder etwas weiter hinten, wenn es um den Fett- und Zuckergehalt geht. Meist findet man viel zu wenig Fett, dafür aber eine ordentliche Menge an Zucker in der Fertignahrung. Kochen Sie selbst, können Sie immer einen Teelöffel Öl mit in die Speisen geben, sodass der Fettgehalt optimiert ist.

Milchbreie und Getreidekost sind meist mit Süßungsmitteln verfeinert, die den Zuckergehalt um ein Vielfaches erhöhen. Wer selbst Obst quetscht oder einen Brei zaubert, weiß genau, wie viel Zucker bzw. ob überhaupt Zucker enthalten ist.

Die sogenannte „DONALD“ Studie hat bekannt gegeben, dass Gläschen-Mahlzeiten sich nicht mit frisch gekochten Mahlzeiten messen können. Der Anteil an Makronährstoffen muss stark verbessert werden, die

Fettzufuhr ist viel zu gering und die Zucker- und Proteinzufuhr meist zu hoch. Vitamine und Mineralstoffe werden lediglich nur angereichert und somit künstlich hergestellt.

Demnach ist das Selberkochen der Gewinner dieser Studie und sollte viele Eltern dazu ermutigen, es einfach mal selbst zu versuchen. Die Rezepte am Ende des Ratgebers helfen Ihnen dabei. Probieren Sie es mal aus! Es ist einfacher und geht schneller, als gedacht!

Kapitel 2

Welche wichtigen Nährstoffe benötigt ein Baby für eine gesunde Entwicklung?

Damit Babys und Kleinkinder sich optimal entwickeln können, bedarf es bei der Ernährung zu bedenken, dass alle wichtigen Nährstoffe zugeführt werden.
Diese sind dafür zuständig, dass Kinder in ihrer Entwicklung und ihrem Wachstum unterstützt werden.

Doch welche Nährstoffe sind gerade jetzt so wichtig und in welchen Lebensmitteln finden sie sich?

Der Körper benötigt in den ersten Monaten und Jahren Vitamine, Mineralstoffe und Spurenelemente. Eine vielfältige, bunte Mischung aus natürlichen Lebensmitteln beinhaltet genau diese Dinge. Dazu gehören frisches Obst und Gemüse, Milch, Fisch, Fleisch und Eier.

Ich möchte Ihnen kurz die wichtigsten Nährstoffe vorstellen und Ihnen aufzeigen, wieviel ein Kind davon benötigt:

Zink

Das Spurenelement Zink ist insbesondere für die Reifung des zentralen Nervensystems und des Hormonsystems zuständig. Es unterstützt das Wachstum der Kleinsten und ist hilfreich bei der Entwicklung.

Kinder von 0-4 Monaten sollten 1,0 mg Zink am Tag zu sich nehmen. Im Alter von 4 -12 Monaten sind es 2,0 mg.

Vitamine

Vitamine sind nicht nur für Kinder besonders wichtig. Das Vitamin K ist der Schlüssel zur Bildung der Blutgerinnung und besonders bei Neugeborenen von großer Bedeutung. Ein Mangel kann zu Blutungen im Darm, im Hirn oder auch der Haut führen. In der Regel benötigen Kinder im Alter von 0-12 Monaten eine Zufuhr von dreimal 2 mg am Tag.

Das **Vitamin D** sorgt für den Aufbau der Knochenmasse und sollte als Vitamin D3 mit 400 Einheiten am Tag zugeführt werden. Am besten kann man es jedoch im Freien erhalten, wenn man sich genügend im Licht und der Sonne aufhält. Doch auch in Lebensmitteln sind die Vitamine enthalten. Hier sollte man zu allem greifen, was grün ist!

Vitamin C hilft dem Immunsystem, unterstützt die Blutbildung und dient beim Aufbau von Haut, Knochen und Zähnen. Vitamin C findet man bevorzugt in Zitrusfrüchten oder auch Beeren. Babys sollten 20 mg täglich an Vitaminen zu sich nehmen, um ein gesundes Wachstum zu erreichen.

Kalzium

Kalzium ist ein Mineralstoff, der Knochen und Zähne stärkt. Kalzium findet man in Milch, aber auch anderen Produkten wie Käse. Täglich sollten Kinder im Alter von vier bis zwölf Monaten 330 mg Kalzium zu sich nehmen.

Folat / Folsäure

Folsäure oder auch Folat genannt, sorgt für das Wachstum neuer Zellen im Körper.

Folat ist in grünem Gemüse, Fisch, Vollkornprodukten und Eiern vertreten.

Babys im Alter zwischen vier und zwölf Monaten sollten täglich 80 µg Folat zu sich nehmen.

Magnesium

Magnesium sorgt für gute Knochen, beeinflusst die Reizübertragung der Nerven und regt die Muskeln zu Leistung an.

Magnesium steckt besonders in Vollkornprodukten, Nüssen, Geflügel und auch Milch und Milchprodukten.

Babys im Alter zwischen vier und zwölf Monaten sollten 60 mg täglich zu sich nehmen.

Eiweiß / Proteine

Proteine gehören zu den Hauptnährstoffen und liefern Energie. Sie sind ein wichtiger Baustoff für Zellen, Organe und Gewebe.

Proteine findet man in vielen verschiedenen Lebensmitteln. Tierische Produkte wie Milch, Eier, Fleisch und Fisch enthalten viel Eiweiß. Ebenso findet man es in Hülsenfrüchten und Getreide.

Babys im Alter zwischen vier und zwölf Monaten sollten täglich 10 g zu sich nehmen.

Eisen

Eisen macht die Knochen und Muskeln stark. Ebenso ist dieses Mineral für den Sauerstofftransport im Blut zuständig.

Eisen findet man am meisten in Fleisch aber auch in Gemüsesorten wie Spinat, Pfifferlingen oder Hülsenfrüchten.

Kinder im Alter zwischen vier und zwölf Monaten sollten täglich 8 mg Eisen zu sich nehmen.

Natrium

Das Natrium ist dafür zuständig, den Haushalt des Wassers im Körper gleich zu halten.

Am meisten Natrium ist in Kochsalz enthalten.

Aber auch Wurstprodukte enthalten reichlich davon. Auch Hülsenfrüchte oder Getreide liefern den wichtigen Nährstoff.

Babys im Alter zwischen vier und zwölf Monaten sollten täglich 180 mg zu sich nehmen.

Von den einen Nährstoffen kann man nicht genug kriegen und von den anderen sollte man nicht zu viel zu sich nehmen. Natrium wird sehr häufig in einer zu großen Menge zu sich genommen, weshalb man Wurst und Fleisch am besten nur einmal die Woche anbieten sollte. Vitamin C kann man dagegen reichlich zu sich nehmen, da es sehr gesund und gut für die Entwicklung ist.

Damit Sie Ihr Kind in seiner gesunden Ernährung unterstützen, sollten Sie ihm stets eine ausgewogene Mischung aus frischem Obst, Gemüse und Vollkornprodukten anbieten.

Der Energiebedarf eines Kindes ist von verschiedenen Faktoren wie zum Beispiel Größe und Bewegungsintensität abhängig, sodass es von Tag zu Tag zu unterschiedlichen Essensmengen kommen kann. Dies ist vollkommen normal und führt zu keinerlei Schwierigkeiten, solange Ihr Kind sich normal entwickelt und keine Auffälligkeiten aufzeigt.

Fisch, Fleisch & Co – ab wann und wie oft sollte mein Kind es essen?

Fisch, Fleisch und Wurst sind für Kinder meist das Leckerste, was auf dem Teller landen kann. Nur wenige verschwören sich direkt dem gesunden Gemüse, das auf dem Teller rot, grün und gelb leuchtet. In erster Linie ist dies in Ordnung. Denn alle tierischen Produkte liefern Ihrem Kind Vitamine, Zink und vor allem Eisen und Eiweiß.

Doch hier gilt nicht, je mehr desto besser!

Fisch und Fleisch sollten maximal zweimal die Woche auf dem Teller landen. Ein bis zwei Eier die Woche runden das Ganze ab. Damit eine ausgewogene Ernährung gewährleistet ist, sollte man die Fleischsorten variieren und immer eine Portion Gemüse beilegen. Mit Kohlenhydraten kann man sparsamer umgehen. Beim Gemüsekochen sollten Sie stets darauf achten, dass Sie es schonend garen, damit ausreichend Nährstoffe enthalten bleiben und die Vitamine darin verschont werden!

Natürlich darf das deftige Schweinegeschnetzelte aber nicht bereits mit 5 Monaten serviert werden. Ihr Kind muss sich an diese neue, „feste Nahrung“ erst gewöhnen. Fleisch sollte sehr feingeschnitten, gegart oder gekocht werden. Magere Fleischsorten wie Geflügel, Rind oder auch Lamm eignen sich hervorragend für die ersten Fleisch-Brei-Kreationen.

Ab dem 10. Monat darf man dann auch mal Fisch servieren. Dieser sollte Natur sein und keine Gräten enthalten.

Eier dürfen ab dem 11. Lebensmonat mit auf den Speiseplan. Das Eigelb ist für Ihren Nachwuchs noch sehr schwer verdaulich und wird schlecht vom Körper aufgenommen und zersetzt. Deshalb sollten Sie maximal ein Ei pro Woche anbieten.

Am besten kochen Sie es rund 10 Minuten, damit auch alle Keime, wie zum Beispiel Salmonellen, abgetötet werden.

Fisch, Fleisch und auch Eier werden spätestens ab dem 2. Lebensjahr zu den Lieblingsgerichten Ihres Kindes gehören.

Vegetarische und vegane Ernährung – sinnvoll oder eher bedenklich in den ersten Monaten?

Grundsätzlich spricht nichts gegen eine vegetarische Ernährung bei Ihrem Kind, wenn man bestimmte Punkte beachtet. Von einer rein veganen Ernährung wird jedoch abgeraten! Laut Studien soll diese sogar gefährlich für Kinder sein und der Entwicklung, sowie Gesundheit schaden.

Damit die vegetarische Ernährung Ihrem Kind alle wichtigen Nährstoffe zuführt, müssen Sie darauf achten, dass die Lebensmittel vielseitig und nährstoffreich sind. Hierzu zählen Hülsenfrüchte, Obst und Gemüse, aber auch eine reichliche Portion Milchprodukte und Eier. Achten Sie hier aber auch immer auf die Altersbeschränkungen: Eier dürfen zum Beispiel erst ab dem 11. Monat gegeben werden und auch auf Hülsenfrüchte muss zunächst verzichtet werden. Milchprodukte sollen sogar erst nach Vollendung des ersten Lebensjahres angeboten werden.

Am besten machen Sie sich zunächst Notizen, welche Lebensmittel Sie nutzen können und welche Nährstoffe sie enthalten. So erhalten Sie einen guten Überblick darüber, ob Ihr Kind optimal versorgt wird, wenn Sie es rein vegetarisch ernähren möchten.

Ein großes Augenmerk muss hier auf die Eisen- und Zinkversorgung gelegt werden. Diese erreicht man am besten mit Fisch und Fleisch. Bei einer vegetarischen Ernährung müssen Sie deshalb diese Nährstoffe auf eine andere Art und Weise zuführen, damit kein Mangel entsteht. Deshalb ist ein regelmäßiger Verzehr von Getreidespeisen, Hirse und Hafer unabdinglich!

Bei der veganen Ernährung, die nur aus pflanzlichen Produkten besteht, bekommt Ihr Kind viel zu wenig Nährstoffe. Energie und Eiweiß gehen verloren und auch Kalzium, Eisen und Vitamine, sowie Selen können nicht durch Lebensmittel zugeführt werden. Die Gesundheit und auch die Entwicklung Ihres Kindes ist sehr gefährdet. Bitte machen Sie sich Gedanken darüber, ob diese Weise der Ernährung sinnvoll für Ihr Kind ist.

Vielleicht lassen Sie es einfach selbst entscheiden, wenn es alt genug dafür ist. Die ersten Monate und Lebensjahre sind besonders wichtig, damit die Kinder eine gesunde Entwicklung durchlaufen können. Dies geht nur mit der richtigen Ernährung.

Eine vegane Alternative kann mal die Ausnahme sein, sollte aber nie zur Regel werden.

Bestehen Sie dennoch darauf, ist es besonders wichtig, dass Sie dies nur in Absprache mit Ihrem Kinderarzt durchführen, damit dieser Ihnen unterstützende Präparate empfehlen kann, damit Ihr Kind keinen Nährstoffmangel erleidet.

Die Getränke im ersten Lebensjahr – warum diese so wichtig sind

In den ersten Lebensmonaten stillt Ihr Baby den Durst durch die Milchnahrung. Spezielle Getränke sind hier nicht nötig. Eine Ausnahme gibt es nur bei Erkrankungen wie Fieber oder Durchfall und an besonders heißen Tagen. Da kann man gerne schon mal ein Fläschchen mit abgekochtem (!) Wasser oder ungesüßtem Tee anbieten.

Mit dem ersten Brei wird eine größere Flüssigkeitsaufnahme sehr wichtig und Ihr Kind wird auch automatisch vermehrt Durst verspüren. Zu Beginn wird Ihr Baby sehr wenig trinken. Mit zunehmendem Alter wird sich dies jedoch steigern. Am besten greift man immer zu gut abgekochtem Wasser; dies ist der beste Durstlöscher.

Auf Kräutertee sollte man weitgehend wegen der medizinischen Wirkung der Heilpflanzen verzichten oder diesen nur zu heilenden Zwecken wie Bauchschmerzen oder Blähungen (Fencheltee) nutzen. Früchtetee enthält einen hohen Säuregehalt und ist deshalb auch nur bedingt zu empfehlen. Viele Kinder leiden danach an einem wunden Po. Auch Fruchtsäfte führen zu diesem Problem und schaden auch den ersten Zähnchen.

Sie sind voll mit Fruchtzucker und Säure und sollten deshalb möglichst vermieden werden!

Die richtigen Getränke im ersten Lebensjahr sind besonders wichtig, da diese den Grundstein für die weitere Entwicklung legen. Geben Sie Ihrem Kind lieber Wasser und ungesüßten Tee, damit Sie nicht bei den ersten Zähnchen bereits mit Karies überrascht werden. Außerdem wird Ihr Kind später nicht den süßen Geschmack von ungesunden Getränken vermissen, wenn es von Anfang an nur Wasser angeboten bekommt!

Nutzen Sie mit Einführung der Beikost nicht die Flasche beim Essen, sondern einen Becher. Zeigen Sie Ihrem Kind, wie es diesen am besten hält und vermeiden Sie somit von Beginn an, dass es nur aus der Flasche trinkt und somit den Zähnen schadet.

Beginnt der Übergang zur Familienkost, wird sich auch die Trinkmenge nochmal steigern. Zunächst reicht ein ganzer Becher am Tag zum Stillen des Durstes aus. Isst das Kleinste nur noch vom Familientisch mit, sollte es täglich mindestens 700 ml am Tag trinken. An heißen Tagen gerne mehr!

Verzichten Sie unbedingt auf zuckerhaltige Getränke und geben Sie Ihrem Kind die Möglichkeit, sich gesund zu ernähren. Denn auch die Getränke sind ein wichtiger Baustein der kindlichen Ernährung und dürfen niemals außer Acht gelassen werden!

Tipp:

Geben Sie eine halbe Stunde vor einer Mahlzeit keine Getränke. Dies verringert den Hunger und macht den Bauch voll!

Kapitel 3

Das erste Lebensjahr – welches Obst und Gemüse kann ich meinem Kind anbieten?

Obst und Gemüse sind ein wichtiger Bestandteil der kindlichen Ernährung im ersten Lebensjahr. Hier muss man aber auch nochmal zwischen den unterschiedlichen Monaten und auch dem Entwicklungsstand unterscheiden. Grundsätzlich gilt folgendes Obst und Gemüse als besonders nährstoffreich für die ersten Monate der Kleinsten:

5. – 7. Lebensmonat

Birnen, Äpfel, Pflaumen, Avocado und Bananen gehören hier zu den wichtigsten Sorten, die man auswählen sollte. Dabei muss man beachten, dass Äpfel nur gekocht verzehrt werden sollten. Pflaumen und Birnen, aber auch Banane und geriebener Apfel wirken sich auf die Verdauung aus. Die einen machen den Stuhl lockerer, während die anderen ihn festigen. Beim Gemüse ist die Auswahl etwas vielfältiger. Hier können Sie zu Möhren, Pastinaken, Kürbis, Zucchini, Kartoffel und Fenchel greifen. Achten Sie darauf, alles der Reihe nach einzuführen!

7. – 9. Lebensmonat

Aprikosen, Pfirsiche und auch Heidelbeeren können langsam mit auf den Speiseplan. Am besten gewöhnen Sie Ihren Nachwuchs erst an die heimischen Früchte, bevor Sie irgendwann auch mal die Papaya und Mango hervorzaubern. Das Gemüse wird wieder vielfältiger! Brokkoli, Spinat, Kohlrabi und auch Sellerie dürfen nun mit in den Brei.

9. – 12. Lebensmonat

So langsam können Sie nun auch alle anderen Obst- und Gemüsesorten ausprobieren. Es geht schließlich mit großen Schritten auf die Familienkost zu! Erdbeeren oder auch Nektarinen sind langsam interessant. In dem Alter kann es meist sogar schon als Fingerfood angeboten werden. Auf Zitrusfrüchte sollte man noch ein bis zwei Monate verzichten, da sie einen wunden Po hervorrufen können. Nutzen Sie beim Gemüse nun auch eine breitere Auswahl. Gurke ist gut, wenn die ersten Zähnchen kommen, denn sie kühlt, Spargel hat zwar einen Eigengeschmack, kommt bei Kindern aber oft gut an. Geben Sie hier immer viel zu trinken zur Mahlzeit, da Spargel entwässert! Führen Sie erste Kohlarten ein und behalten Sie stets die Verdauung im Blick. Oftmals führen diese bei den ersten Versuchen zu Blähungen. Deshalb bitte immer langsam und in geringer Menge starten.

In der Regel können Sie fast jedes Obst und Gemüse nutzen. Beobachten Sie nach der Einführung immer gut die Verdauung Ihres Kindes. Fällt Ihnen etwas Auffälliges auf, füttern Sie es mit etwas Anderem und starten eine Woche später nochmals einen Versuch.

Neben den vielen Leckereien gibt es jedoch auch Lebensmittel, die im ersten Lebensjahr keinesfalls genutzt werden sollten:

Dazu gehört unter anderem Salz. Da die Nieren Ihres Kindes noch nicht voll ausgereift sind, kann das Natrium nicht verarbeitet werden. Salz, aber auch Zucker haben demnach im Babybrei nichts verloren!

Auch Honig darf niemals im ersten Lebensjahr gegeben werden! Er führt bei Babys zum sogenannten Botulismus. Honig ist im ersten Lebensjahr sogar lebensgefährlich für Ihr Kind! Er enthält Bakterien, die der kleine Körper noch nicht bekämpfen kann.

Auch Kuhmilch zählt in den ersten Lebensmonaten zu den No Gos! Sie hat einen hohen Mineralien-, aber auch Eiweißgehalt und ist schädlich für die kleinen Nieren. Zudem belastet sie das Verdauungssystem sehr.

Bitte verzichten Sie unbedingt auf die Zugabe dieser Lebensmittel, um die Entwicklung und vor allem die Gesundheit Ihres kleinen Schützlings zu gewährleisten.

Pfeffer, Salz & Co – ab wann darf es auch mal kräftiger gewürzt sein?

Beim Thema Würzen gibt es unterschiedliche Auffassungen. Diese richten sich nämlich nicht nur nach dem Alter des Kindes, sondern auch nach dem Kulturkreis, indem es aufwächst. Indische Kleinkinder zum Beispiel werden bereits relativ früh an verschiedene stärkere Gewürze herangeführt. Ingwer, Knoblauch und Koriander werden da schon in die ersten Breie gemischt, da es sich einfach so gehört.

In unserem Kulturkreis wird dies etwas anders gehandhabt. Im ersten Lebensjahr sollte man größtenteils auf Gewürze verzichten. Salz sollte ab einem Jahr genutzt werden, genauso wie Knoblauch oder Chili und andere scharfe Sorten.

Zum Ende des ersten Lebensjahres, wenn das Kind sowieso am Familientisch mitisst, darf es langsam nach und nach auch die etwas schärferen Kreationen probieren.

Dies aber auch nur, wenn Sie es nicht vermeiden können. Viele Gewürze wirken anregend auf den Verdauungstrakt und sind für die kleinen Bäuchlein nicht geeignet.

Tipp:

Entnehmen Sie die Portion Ihres Kindes, bevor Sie das Essen für den Rest der Familie wie üblich würzen.

Wie bereits erwähnt, kann man alles einmal ausprobieren. Man sollte jedoch frühestens mit dem 7.-9. Monat damit starten. Viel früher könnten Sie Ihrem Kind den Appetit nämlich sehr schnell verderben. Die Geschmacksnerven sind anders gestrickt als die eines Erwachsenen. Was für uns besonders schmackhaft und gut gewürzt sein muss, schmeckt für unsere Kleinsten meist viel zu stark.

Führen Sie die ersten Gewürze deshalb am besten erst mit der Familienkost nach dem 1.Lebensjahr ein: Ihr Kind darf ab diesem Zeitpunkt grundsätzlich nach und nach alle Speisen essen, die auch der Rest der Familie zu sich nimmt.

Bedenken Sie aber, dass der kindliche Organismus noch nicht alle Bestandteile der Erwachsenenkost vollends verarbeiten kann, weil sowohl die Verdauung als auch das kindliche Gebiss noch nicht vollständig entwickelt sind.

Grobe und schwerverdauliche Lebensmittel wie bestimmte Kohlsorten und Hülsenfrüchte (getrocknete Erbsen, Linsen, Bohnen), scharf angebratenes Fleisch, grobes und festgebackenes Brot, fett Gebackenes oder Frittiertes sind noch nicht für Ihr Kind geeignet.

Ebenfalls große Vorsicht geboten ist bei kleinen und harten Lebensmitteln wie Nüssen, kleinen Weintrauben und Saaten (z.B. Kürbis- oder Sonnenblumenkerne): Sie können beim Verschlucken sehr leicht in die Luftröhre geraten und sollten deshalb vermieden werden!

Allergien und Unverträglichkeiten – Der richtige Umgang mit Störfaktoren

Allergien und Unverträglichkeiten können bei jedem Kind und jederzeit auftreten. Deshalb ist es wichtig, bei der Einführung der Beikost darauf zu achten, die neuen Lebensmittel nacheinander einzuführen, um schnell zu bemerken, wenn das Kind auf etwas reagiert.

Kinder, die Allergiker bereits in der Familie haben, sind besonders gefährdet, auch Allergien zu entwickeln. Dies muss aber nicht immer so sein. Früher wurde im ersten Lebensjahr komplett auf alle Lebensmittel verzichtet, in denen Allergene enthalten sind.

Heute darf man diese Lebensmittel bereits früher nutzen, sollte aber immer das Kind im Auge behalten, um frühzeitig bei Auffälligkeiten reagieren zu können. Auch Gluten, wie in Nudeln oder Getreide enthalten, kann eine Unverträglichkeit auslösen. Hierfür gibt es aber mittlerweile eine große Auswahl glutenfreier Lebensmittel, die man als Alternative nutzen kann. Entwickelt das Kind eine Allergie gegen etwas, kann dies medikamentös eingestellt werden.

Fällt Ihnen etwas auf, sollten Sie Ihren Kinderarzt sofort informieren und gemeinsam mit ihm die weitere Vorgehensweise besprechen.

Kapitel 4

Hilfreiche Tipps und Tricks für das effektive Vorkochen

Frischen Brei zubereiten bedeutet nicht, dass man jede Mahlzeit direkt vor dem Verzehr kochen muss. Bei der Einführung der Beikost kann man beruhigt für eine Woche vorkochen. Wie das funktioniert?

Kochen Sie eine große Portion der ausgewählten Lebensmittel. Vermischen Sie anschließend die Breie nach Geschmack, fügen Sie einen Teelöffel Öl hinzu und füllen es in kleine, luftdichte Dosen oder Beutel ab.

Achten Sie bei der Zubereitung darauf, dass Gemüse nur sanft gegart und nicht verkocht wird, damit die Vitamine enthalten bleiben. Fleisch darf nicht gebraten werden und muss anschließend püriert werden können. Kartoffeln, Pastinaken und andere Kohlenhydrate dürfen weniger sein, als das Gemüse.

Würzen Sie den Brei nicht und kochen Sie nur so viel, wie Sie auch benötigen. Die Portionsmengen dürfen gerne anfangs etwas kleiner sein. Steigern Sie diese Monat für Monat.

Vergessen Sie zudem nicht, die Dosen oder Beutel zu beschriften, damit Sie anschließend auch noch wissen, was Sie wann gekocht haben. Von jeder Misch-Mahlzeit sollten Sie mindestens 4-5 gleiche haben. Denken Sie daran, dass Sie Woche für Woche eine Zutat hinzugeben und nicht von Beginn an 5 verschiedene Menus kochen.

Ist der Brei nach dem Pürieren viel zu fest in seiner Konsistenz, nutzen Sie das Kochwasser zum Auflockern. In diesem Wasser befinden sich nämlich noch reichlich wasserlösliche Vitamine, die beim Kochen ausgespült wurden.

Um effektiv vorzukochen, ist es wichtig, sich seine Arbeitsschritte gut aufzuteilen. Beginnen Sie damit, die Zutaten zu sortieren. Dann reinigen Sie die Kochtöpfe und Utensilien gründlich, damit keine Keime in den Brei gelangen können. Anschließend waschen Sie alle Zutaten gut ab. Schneiden Sie sie in mundgerechte Stücke und kochen oder garen sie. Direkt im Anschluss muss die Mahlzeit dann püriert und abgepackt werden.

Kurz und knapp nochmal das Wichtigste:

- Gemüse nur sanft garen, nicht auskochen!
- Von jeder Mahlzeit für 1 Woche vorkochen.
- Mit Kochwasser den pürierten Brei auflockern, wenn nötig.
- Alle Kochuntensilien vor Gebrauch gründlich reinigen!
- Nach dem Kochen und Pürieren direkt abpacken und beschriften.
- Nicht würzen!

Die richtige Aufbewahrung und Haltbarkeit

Nach dem Zubereiten des Breies ist es möglich, diesen für 24 Stunden in den Kühlschrank zu stellen und zu nutzen. Nach 24 Stunden muss er jedoch dringend entsorgt werden, da die Keimbelastung zu hoch ist!

Eine bessere Alternative bietet da das Einfrieren:

Packen Sie die Nahrung in luftdichte Dosen oder Beutel und beschriften Sie diese. Vergessen Sie nicht, das Datum darauf zu notieren, damit Sie wissen, wann was aus der Truhe entsorgt werden muss, wenn es nicht genutzt wurde. Bei der ersten Beikost eignen sich auch große Eiswürfelbehälter sehr gut zum Einfrieren. So kann man von allem kleine Portionen aufteilen und gleichmäßig einfrieren. Decken Sie diese Möglichkeit aber bitte mit etwas Folie ab.

Beim Einfüllen des Breies sollten Sie sich vergewissern, dass nur wenig Luft mit hineingelangt, damit Keime keine Chance haben, sich auszubreiten. Warten Sie ab, bis der Brei abgekühlt ist, um ihn anschließend einzufrieren.

Der gefrorene Brei kann maximal für drei Monate im Gefrierfach bleiben, bevor er entsorgt werden muss. Schauen Sie immer erst auf das Datum, bevor Sie einen Brei auftauen und nutzen Sie Portionen, die schneller ablaufen eher, als die anderen.

Beim Auftauen gibt es einige Punkte zu beachten: Geben Sie niemals den gefrorenen Brei in eine Mikrowelle und heizen ihn auf. Das Auftauen muss schonend geschehen, sodass Sie den Brei für mittags am besten schon am Abend zuvor herausnehmen und im Kühlschrank schonend auftauen lassen. Sind Sie in Eile und benötigen es zügig, eignet sich ein warmes Wasserbad gut. Die Mahlzeit sollte stets gleichmäßig erhitzt und auch umgerührt werden, damit sich die Temperatur gut verteilt. Vor dem Essen müssen Sie dringend prüfen, ob es warm genug und nicht zu heiß für die empfindlichen Babylippen ist.

Tipp:

Banane, Melone oder aber auch Avocado-Gerichte sollten nicht eingefroren werden, da die Zutaten ihren Geschmack verändern und teilweise sehr bitter werden können!

Diese Zutaten am besten kurz vor der Gabe unter den Brei mischen.

Gut zu wissen!

Die richtige Zahnpflege ab der ersten Kost

Jeder kennt „Karius und Baktus“ aus der Kindergartenzeit. Sie haben uns beigebracht, wie wichtig die tägliche Mundhygiene ist. Bei Ihrem Nachwuchs können Sie bereits frühzeitig damit beginnen, die Mundhygiene spielerisch einzuführen. Ungefähr ab dem 6. Lebensmonat kündigen sich die ersten Zähnchen an. Von da an können Sie den Kiefer Ihres Babys vorsichtig mit einer Fingerzahnbürste oder einer speziellen „Zahnleisten-Bürste“ massieren. Der Druck tut Ihrem Kind gut und es macht erste Erfahrungen mit diesem neuen Fremdkörper in seinem Mund.

Ab dem ersten Zahn muss dann die Kinderzahnbürste her. Nutzen Sie die sogenannte „KAI“ Methode, um die Zähne zu reinigen.

K= Kauleiste

A= Außenfläche

I= Innenfläche

Lassen Sie Ihr Baby erst selbst auf der Bürste kauen und putzen Sie anschließend vorsichtig nach. Begleiten Sie den Vorgang zum Beispiel mit diesem Spruch:

„Hin und her, hin und her, Zähne putzen ist nicht schwer!
Ringsherum, ringsherum, Zähne putzen ist nicht dumm!"

Ihr Kind wird, wenn Sie frühzeitig damit beginnen, große Freude an der Mundhygiene entwickeln und es als etwas Selbstverständliches ansehen. So unterstützen Sie Ihre Kleinsten in Ihrer Entwicklung und sorgen nebenbei für ein gesundes Lächeln!

Beachten Sie bitte:
Um eine vernünftige Fluorid-Versorgung der Zähne zu gewährleisten, besprechen Sie am besten mit Ihrem Kinderarzt oder Zahnarzt, welche Zahnpasta für Ihr Kind empfehlenswert ist bzw. ob eventuell eine zusätzliche Gabe von Fluorid-Tabletten nötig ist!

Effektive Handlungsalternativen bei den ersten Versuchen des Fütterns

Der erste Brei wird nicht nur für Ihr Kind, sondern auch für Sie ein tolles Erlebnis werden, das kann ich Ihnen aus eigener Erfahrung als Mutter versprechen!

Es ist ein großer Entwicklungsschritt für Ihren Nachwuchs, den Sie unbedingt begeistert begleiten sollten. Denn mit diesem Schritt lernt es nun langsam etwas ganz Neues: das Essen. Was für uns ganz normal ist, muss Ihr Kind erstmal erlernen.

Sie müssen mit Haut und Haaren herausfinden, wie es sich anfühlt, welche Konsistenz das neue Essen hat und vor allem wie es schmeckt. Zudem kommt da noch dieses lange Teil, was in den Mund soll. Mama nennt es „Löffel". Alles was wir schon längst können, ist für Ihr Kind komplett neu. Dieses neue Erlebnis macht vielen Kindern Angst, weshalb es wichtig ist, das Kind nie zum Essen zu zwingen, sondern es langsam und mit viel Geduld heranzuführen.

Achten Sie bei der Einführung darauf, dass Sie alle Störfaktoren beseitigen: Musik, Fernseher oder auch das Handy bleiben aus, damit keine Unruhe entsteht. Widmen Sie sich voll und ganz Ihrem Kind. Sorgen Sie dafür, dass Spielzeug und andere Unruhestifter nicht am Tisch liegen und sorgen Sie für einen ansprechenden Platz zum Essen. Wenn Ihr Kind bereits aufrecht sitzen kann, eignet sich ein Kinderstuhl sehr gut.

Bei kleineren Kindern ist eine Wiege, die man aufrecht stellen kann, empfehlenswert. Manche Eltern nehmen die Kleinen auch einfach auf den Schoß. Dies kann jedoch, besonders bei den ersten Versuchen, sehr aufwendig sein, da die Kleinen sich gegebenenfalls noch dagegen wehren oder strampeln.

Richten Sie deshalb eine angenehme Ess-Atmosphäre ein.

Achten Sie zudem darauf, dass Ihr Kind nicht völlig übermüdet und ausgehungert, sondern munter, ausgeruht und bereit für diesen neuen Entwicklungsschritt ist.

Richten Sie sich stets nach der Geschwindigkeit Ihres Kindes. Hetzen Sie es nicht, sondern lassen Sie ihm die Zeit, das Essen kennenzulernen und es anzufassen, daran zu riechen und es in den Händen zu zermatschen.

Ermuntern Sie es stets zu einem Essversuch und loben Sie es freudig, wenn es etwas Neues ausprobiert hat.

Bedenken Sie, dass Kinder in den ersten Monaten viel durch Nachahmung lernen. Wichtig ist deswegen, dass Ihre Mimik und Gestik stets freundlich und zuvorkommend ist und Sie Ihrem Kind niemals zeigen, dass Sie etwas ekelig oder nicht besonders lecker finden. Sprechen Sie mit Ihrem Kind, während Sie es füttern und wiederholen Sie immer wieder die Worte „Lecker“ und „Mhhhh“. Dadurch lernen die Kleinen, dass Essen etwas Tolles ist und es Freude bereitet.

Sie erlernen dadurch etwas für Ihre spätere Selbstständigkeit. Dies können Sie nur schaffen, wenn Sie als Eltern es unterstützen und es ihnen als Vorbild richtig vormachen. Beachten Sie deshalb auch immer Ihr eigenes Verhalten bei Ihren Mahlzeiten. Sie werden nämlich stets von neugierigen Kinderaugen beobachtet. Vergessen Sie das nie!

Nun wünsche ich Ihnen viel Spaß bei Nachkochen meiner, mit viel Sorgfalt ausgesuchten und an meinen eigenen Kindern getesteten Rezepte und wünsche Ihnen und Ihrer Familie nur das Beste!

200 einfache & schnelle Rezepte für jedes Alter

Kommen wir nun zum praktischen Teil des Buches. Die folgenden, mit viel Liebe ausgewählten 200 Rezepte, altersgerecht für Sie sortiert, unterstützen Sie dabei, schnelle, gesunde und einfache Gerichte für Ihren Nachwuchs im Alltag zu zaubern! Portionen, die nicht sofort gegessen werden, können Sie, wie bereits im Ratgeberteil beschrieben, einfach einfrieren und für Tage nutzen, an denen Sie keine Zeit oder Lust zum Kochen haben! Für eine vitaminschonendere Zubereitung können Sie das Gemüse alternativ auch, falls vorhanden, in einem Dampfgarer zubereiten.

Damit dieses Buch für jeden Geldbeutel erschwinglich ist, habe ich mich bewusst dafür entschieden, die Druckkosten für dieses Buch so gering wie möglich zu halten und auf teure Hochglanzfotos zu den einzelnen Rezepten verzichtet! Ein Verlagsbuch mit vergleichsweise vielen Rezepten kostet schnell mehr als 25-30 Euro! Aber die Qualität der Rezepte hängt meiner Meinung nach nicht von irgendwelchen Fotos ab, die ja meist eh nicht dem wirklichen Endresultat entsprechen. Daher habe ich komplett auf Bilder verzichtet, um ein für Jedermann bezahlbares Buch mit tollen Rezepten und wertvollen Tipps anbieten zu können.

Ich wünsche Ihnen viel Freude mit den Rezepten und gutes Gelingen!

35 leckere Rezepte vom 4.-6. Lebensmonat

Apfel-Möhren-Brei mit Kartoffeln

Zubereitung:

20 min

Zutaten für 5 Portionen:

1 kg Möhren

400 g Kartoffeln

2 Äpfel

500 ml Wasser

1. Als erstes werden die Möhren und Kartoffeln gewaschen, geschält und in kleine Stücke geschnitten.
2. Die Äpfel werden geschält, entkernt und ebenfalls in kleine Stücke geschnitten.
3. Lassen Sie das Wasser in einem Topf aufkochen und geben Sie die Kartoffeln und Möhren hinein.
4. Lassen Sie es für 10 min köcheln und geben anschließend die Äpfel hinzu. Nach weiteren 5 min ist der Brei bereits fertig und muss nur noch fein püriert werden!

Tipp:

Vor dem Verzehr einen Löffel Rapsöl hinzufügen!

Avocado-Kartoffel-Brei

Zubereitung:

20 min

Zutaten für 2 Portionen:

300 g Kartoffeln

1 Avocado

1. Schälen Sie die Kartoffeln und schneiden Sie sie in kleine Stücke. In einem Topf mit Wasser kochen Sie die Kartoffeln weich.
2. Währenddessen schälen und entkernen Sie die Avocado.
3. Sind die Kartoffeln fertig, werden sie mit der Avocado vermischt und fein püriert.
4. Fertig ist ein leckerer und gesunder Brei für die Anfangszeit!

Tipp:

Hier wird kein zusätzliches Öl vor dem Verzehr nötig! In der Avocado stecken mehr als genug gesunde Fette!

Kürbis-Brei mit Kartoffeln

Zubereitung:

25 min

Zutaten für 5 Portionen:

1 kg Kürbis

500 g Kartoffeln

250 ml Wasser

1. Waschen, schälen und schneiden Sie die Kartoffeln und den Kürbis und kochen Sie sie in Wasser auf. Nach 15 min sollte das Gemüse gar sein.
2. Nutzen Sie entweder den Sud oder geben Sie etwas Orangensaft hinzu, um den Brei in die richtige Konsistenz zu pürieren.
3. Vor dem Verzehr wie immer an das Öl denken! Guten Appetit!

Möhren-Fenchel-Brei

Zubereitung:
25 min

Zutaten für 5 Portionen:
500 g Fenchel
500 g Möhren
250 g Kartoffeln
500 ml Wasser

1. Waschen, schälen und schneiden Sie die Kartoffeln, Möhren, sowie den Fenchel in kleine Stücke.
2. Geben Sie alles in einen Topf mit Wasser und lassen Sie es für 12-15 min köcheln.
3. Zuletzt nur noch fein pürieren und vor dem Verzehr mit etwas Rapsöl verfeinern, fertig!

Reis-Rind-Brei

Zubereitung:

25 min

Zutaten für 4 Portionen:

200 g Reis

100 g Rinderhack

500 g Möhren

½ Apfel

1. Als erstes wird das Hackfleisch in einen Topf mit Wasser gegeben und für 10 min köcheln gelassen.
2. Währenddessen waschen, schälen und schneiden Sie die Möhren und Kartoffeln und geben Sie nach 10 min dem Hackfleisch hinzu. Alles zusammen kocht nun nochmal für 8-10 min.
3. Im Anschluss noch den halben Apfel hinzuraspeln und den Brei fein pürieren.
4. Vor dem Verzehr einen Löffel Rapsöl hinzugeben und genießen!

Tipp:

Bitte verwenden Sie keine Gewürze für das Fleisch!

Pastinaken-Kartoffel-Brei

Zubereitung:

20 min

Zutaten für 2 Portionen:

2 Pastinaken

1 Kartoffel

Etwas Apfelsaft

1. Die Pastinaken werden geschält und in Würfel geschnitten. In einem Topf werden sie mit etwas Wasser 5 min gekocht.
2. Währenddessen schneidet man auch die Kartoffel klein und gibt sie den Pastinaken hinzu. Zusammen kocht man alles nochmal 10 min.
3. Zuletzt nur noch mit dem Apfelsaft pürieren und mit einem Löffel Öl verfeinern!

Lachs-Sellerie-Brei

Zubereitung:

25 min

Zutaten für 1 Portion:

100 g geputzten Sellerie

1 kleine Kartoffel

20 g Lachs

1. Waschen, schälen und schneiden Sie die Kartoffel und den Sellerie in kleine Würfel und geben Sie sie in einen Topf mit Wasser. Nun lassen Sie es für 8-10 min köcheln.
2. Der Lachs wird währenddessen klein geschnitten und anschließend für 3-5 min hinzugegeben.
3. Zuletzt alles noch fein pürieren, mit einem Löffel Rapsöl verfeinern und Ihr Kind genießen lassen!

Lamm-Süßkartoffel-Brei

Zubereitung:

20 min

Zutaten für 2 Portionen:

1 große Süßkartoffel

200 g Möhren

100 g Lammfleisch

1. Als erstes schneiden Sie das Fleisch in kleine Stücke und lassen es für 5 min in Wasser köcheln.
2. Währenddessen waschen, schälen und schneiden Sie die Süßkartoffel und die Möhren.
3. Geben Sie das Gemüse dem Fleisch hinzu, füllen Sie etwas Wasser auf, damit es bedeckt ist und lassen Sie alles für weitere 10-12 min köcheln.
4. Anschließend nur noch pürieren und mit einem Löffel Öl verfeinern!

Tipp:

Gerne können Sie einen TL Saft einer Bio-Orange hineingeben, damit es nicht zu trocken ist.

Hühnchen mit Wurzelgemüse

Zubereitung:

25 min

Zutaten für 2 Portionen:

Jeweils 1 Möhre, Pastinake, Kartoffel, Petersilienwurzel

50 g Hühnchen

2 EL 100% Apfelsaft

1. Waschen, schälen und schneiden Sie das gesamte Gemüse und geben es in einen Topf. Bedecken Sie das Gemüse mit Wasser.
2. Schneiden Sie nun das Geflügel in sehr kleine Stücke und geben es ebenso in den Topf.
3. Kochen Sie alles zusammen 10-12 min und nehmen es dann vom Herd.
4. Pürieren Sie es zu einem feinen Brei, geben Sie den Apfelsaft hinzu und fertig ist ein köstliches Gericht für die Kleinsten.
5. Vor dem Verzehr, wie immer, an das Öl denken!

Zucchini-Kartoffel-Brei

Zubereitung:

20 min

Zutaten für 2 Portionen:

1 Zucchini

1 große Kartoffel

3 EL zarte Haferflocken

2 EL Direktsaft nach Wahl

1. Dieser vegetarische Brei ist schnell zubereitet!
2. Schälen und schneiden Sie das Gemüse und kochen es mit etwas Wasser 10 min auf.
3. Geben Sie anschließend die Haferflocken und den Saft hinzu und pürieren alles zu einem feinen Brei.
4. Vor dem Füttern noch einen Löffel Öl dazu, fertig!

Apfel-Kaki-Brei

Zubereitung:

40 min

Zutaten für 1 Portion:

2 Kaki

1 Apfel

1 EL Apfeldirektsaft

1 EL Haferflocken

100 ml Wasser

1. Die Kaki und der Apfel werden geschält und in kleine Stücke geschnitten. In einem Topf gart man die Früchte in Wasser für ca. 30 min.
2. Anschließend werden sie püriert.
3. Die Haferflocken gibt man in etwas warmes Wasser und lässt diese ebenfalls kurz aufkochen. Zuletzt vermischt man den Frucht- mit dem Haferbrei und gibt einen Löffel Öl hinzu. Lecker!

Tipp:

Isst man den Brei nicht sofort, wird er fest. Für ältere Kinder eignet es sich gut als Brotaufstrich!

Gurken-Birnen-Brei mit Couscous

Zubereitung:

25 min

Zutaten für 2 Portionen:

1 große Birne

1 Gurke

2 EL Couscous

Etwas Birnensaft

1. Die Birne wird zunächst geschält, entkernt und in kleine Stücke geschnitten. Bedeckt mit etwas Birnensaft köchelt man sie, bis sie weich ist.
2. Währenddessen wird die Gurke geschält und man entfernt mit einem Löffel die Kerne.
3. Zuletzt noch klein schneiden und zur Seite stellen.
4. Der Couscous wird nach Packungsangabe gequellt und dann mit der Gurke und der Birne vermischt.
5. Alles kurz fein pürieren und fertig!

Tipp:

Babys, die schon etwas erfahrener mit dem Brei sind, können den Couscous auch essen, ohne dass er mit püriert wurde.

Den Löffel Öl vor dem Verzehr nicht vergessen!

Brokkoli-Reis-Brei

Zubereitung:

15 min

Zutaten für 2 Portionen:

150 g Brokkoli

50 g Reis

1 EL Apfeldirektsaft

1. Kochen Sie den Brokkoli in einem Topf mit Wasser weich.
2. Den Reis kochen Sie nach Packungsangabe und vermischen ihn anschließend mit dem Brokkoli.
3. Geben Sie etwas Saft hinzu und pürieren Sie es zu einem feinen Brei. Zuletzt noch etwas Öl hinzugeben und genießen!

Birnen-Apfel-Brei

Zubereitung:

15 min

Zutaten für 2 Portionen:

1 Apfel

1 Birne

Etwas Birnensaft

1 EL Haferflocken

1. Schälen und schneiden Sie den Apfel und die Birne und kochen beides in einem Topf mit Wasser kurz weich.
2. Dann geben Sie den Saft hinzu und pürieren es zu einem Brei.
3. Die Haferflocken kochen Sie ebenfalls kurz auf und mischen Sie mit dem Fruchtbrei.
4. Vor dem Verzehr noch etwas Rapsöl hinzufügen und fertig!

Kartoffel-Brokkoli-Brei

Zubereitung:

20 min

Zutaten für 2 Portionen:

1 Kartoffel

100 g Brokkoli

1 EL Direktsaft

1. Waschen, schälen und schneiden Sie die Kartoffel in kleine Stücke.
2. Den Brokkoli waschen und in kleine Röschen zupfen.
3. Beides in einem Topf mit Wasser zum Kochen bringen und für ca. 10 min köcheln lassen.
4. Anschließend noch etwas Direktsaft hinzugeben, pürieren und zuletzt mit einem EL Rapsöl verfeinern!

Avocado-Fenchel-Brei

Zubereitung:

20 min

Zutaten für 5 Portionen:

1 Knolle Fenchel

2 Avocado

1 Kartoffel

300 ml Wasser

1. Waschen, schälen und schneiden Sie die Kartoffel und die Fenchelknolle. Beides wird mit Wasser in einem Topf zum Kochen gebracht. Nach ca. 10 min sollte es gar sein.
2. Die Avocado zwischenzeitlich entkernen und mit einem Löffel ausschaben.
3. Alles zum Schluss gemeinsam pürieren und fertig!

Tipp:

Hier wird kein Löffel Öl benötigt, da die Avocado über reichlich gesunde Fette verfügt!

Bananen-Grießbrei

Zubereitung:

10 min

Zutaten für 2 Portionen:

2 Bananen

50 g Grieß

100 ml Wasser

1. Schälen und quetschen Sie die Bananen.
2. Kochen Sie den Grießbrei mit etwas Wasser auf und vermischen ihn mit den Bananen.
3. Ist der Grieß nicht fein genug, können Sie einmal kurz durchpürieren.
4. Fertig ist ein leckerer Abendbrei!

Kohlrabi-Pastinaken-Brei

Zubereitung:

20 min

Zutaten für 2 Portionen:

1 große Pastinake

1 Kohlrabi

50 g Reis

150 ml Wasser

1. Schälen und schneiden Sie den Kohlrabi und die Pastinake und geben beides in einen Topf mit Wasser. Kochen Sie das Gemüse ca. 10-12 min gar.
2. Währenddessen bereiten Sie den Reis laut Packungsangabe zu.
3. Zuletzt vermischen Sie alles miteinander, pürieren es fein und geben vor dem Verzehr einen Löffel Rapsöl hinzu.

Kürbis-Zucchini-Brei mit Kartoffeln

Zubereitung:
20 min

Zutaten für 5 Portionen:
1 kg Hokkaido Kürbis
2 Zucchini
2 Kartoffeln
2 EL Direktsaft

1. Die Schale des Hokkaido ist essbar, Sie entscheiden selbst, ob Sie diese entfernen oder nicht.
2. Schälen Sie die Zucchini und die Kartoffeln und schneiden alles (auch den Kürbis) in kleine Stücke.
3. Geben Sie erst den Kürbis für 5 min in einen Topf mit Wasser und lassen ihn kochen.
4. Dann geben Sie die Zucchini und die Kartoffeln hinzu und lassen alles gemeinsam weitere 10 min kochen.
5. Zuletzt mit dem Direktsaft zu einem Brei pürieren und vor dem Verzehr einen Löffel Öl hinzufügen, voila!

Puten-Couscous-Brei

Zubereitung:

20 min

Zutaten für 2 Portionen:

50 g Putenfleisch

50 g Couscous

1 Möhre

Etwas Saft einer Bio Orange

1. Schneiden Sie das Putenfleisch klein. Schälen Sie die Möhre und schneiden Sie diese in kleine Stücke.
2. Lassen Sie das Fleisch für 5 min in einem Topf mit Wasser köcheln und geben Sie dann die Möhre für weitere 5-7 min hinzu.
3. Quellen Sie den Couscous nach Packungsangabe und mischen Sie ihn anschließend mit dem Fleisch-Möhren-Gemisch.
4. Geben Sie etwas Saft hinzu und pürieren Sie es zu einem feinen Brei.
5. Vor dem Verzehr sollten Sie auf die Zugabe von etwas Rapsöl achten!

Tipp:

Der Couscous darf püriert werden, er darf aber auch in fester Form im Brei verschwinden!

Spinat-Kartoffel-Brei

Zubereitung:

15 min

Zutaten für 2 Portionen:

100 g Spinat

2 Kartoffeln

1 EL Apfelsaft

1. Kochen Sie als erstes den Spinat in einem Topf mit Wasser gar.
2. Schälen und schneiden Sie die Kartoffeln und kochen Sie auch diese gar.
3. Mit etwas Apfelsaft pürieren Sie die Zutaten und verfeinern alles vor dem Verzehr mit einem Löffel Öl.

Kürbis-Brei mit Fenchel

Zubereitung:

25 min

Zutaten für 5 Portionen:

½ Kürbis

1 Fenchelknolle

1 EL Apfelsaft

50 g Reis

1. Schälen Sie den Kürbis und schneiden Sie ihn in kleine Stücke.
2. Die Fenchelknolle wird feingehackt und mit dem Kürbis in Wasser gargekocht.
3. Der Reis wird nach Packungsanleitung gegart.
4. Mit etwas Apfelsaft werden alle Zutaten anschließend püriert. Fertig!
5. Bitte an den Löffel Öl denken!

Petersilienwurzel-Brei mit Pute

Zubereitung:

25 min

Zutaten für 2 Portionen:

1 Petersilienwurzel

50 ml Wasser

1 Putenfilet

1 EL Öl

1. Schälen und schneiden Sie die Petersilienwurzel klein. Kochen Sie diese in einem Topf mit Wasser weich.
2. Das Putenfleisch wird klein geschnitten und der Petersilienwurzel zugegeben. Beides sollte ca. 15 min garen.
3. Anschließend mit etwas Wasser und Öl pürieren und genießen lassen!

Dinkelflocken-Zucchini-Brei

Zubereitung:

10 min

Zutaten für 5 Portionen:

1 Zucchini

200 g Dinkelflocken

150 ml Wasser

2 EL Apfelsaft

1. Schälen und schneiden Sie die Zucchini in kleine Stücke.
2. Kochen Sie diese in einem Topf mit Wasser gar.
3. Erhitzen Sie das Wasser und übergießen die Dinkelflocken damit. Diese müssen nun 5 min quellen.
4. Zuletzt pürieren Sie alles mit etwas Apfelsaft, fertig!

Sellerie-Brei mit Hirse

Zubereitung:

20 min

Zutaten für 2 Portionen:

100 g Hirse

1 Knollensellerie

200 ml Wasser

1 EL Öl

2 EL Apfelsaft

1. Schälen und schneiden Sie den Sellerie in kleine Stücke. Zusammen mit der Hirse wird er nun in einen Topf mit Wasser gegeben und gegart.
2. Bei schwacher Hitze benötigt die Mischung rund 15 min.
3. Zuletzt nur noch mit etwas Öl und Saft pürieren und genießen!

Buchweizen-Birnen-Püree

Zubereitung:

15 min

Zutaten für 2 Portionen:

100 g Buchweizen

1 Birne

1 EL Apfelsaft

100 ml Wasser

1. Schälen und entkernen Sie die Birne und schneiden Sie diese in kleine Stücke.
2. Zusammen mit dem Buchweizen landet sie in einem Topf mit Wasser und wird weich gekocht.
3. Dann nur noch mit etwas Apfelsaft vermischen, alles pürieren und fertig ist ein leckerer, fruchtiger Brei!

Bananen-Birnen-Brei mit Getreide

Zubereitung:

15 min

Zutaten für 5 Portionen:

2 Bananen

2 Birnen

100 g Haferflocken

100 ml Wasser

2 EL Apfelsaft

1. Schälen Sie die Birnen und Bananen und schneiden Sie diese klein.
2. Erhitzen Sie das Wasser und gießen Sie es über die Haferflocken, damit sie weich werden.
3. Pürieren Sie die Früchte mit den Flocken und geben Sie etwas Apfelsaft hinzu.
4. Vor dem Verzehr einen Löffel Öl nicht vergessen!

Avocado-Birnen-Püree

Zubereitung:

15 min

Zutaten für 2 Portionen:

1 Avocado

2 Birnen

1 EL Apfelsaft

50 g Hirse

50 ml Wasser

1. Schälen und entkernen Sie die Avocado und die Birnen. Schneiden Sie beides in kleine Stücke und quetschen es anschließend fein.
2. Übergießen Sie die Hirse mit heißem Wasser und lassen Sie sie quellen.
3. Zuletzt pürieren Sie alles mit etwas Apfelsaft kurz an. Fertig!
4. Zusätzliches Öl ist wegen der enthaltenen Avocado nicht erforderlich!

Möhren-Pastinaken-Mus

Zubereitung:

25 min

Zutaten für 2 Portionen:

2 Möhren

1 Pastinake

50 ml Wasser

1 EL Apfelsaft

1. Schälen Sie das Gemüse und schneiden Sie es in kleine Stücke.
2. In einem Topf mit Wasser garen Sie es weich.
3. Anschließend wird es mit etwas Apfelsaft und etwas Öl püriert.

Petersilienwurzel-Püree

Zubereitung:

25 min

Zutaten für 5 Portionen:

2 Petersilienwurzeln

3 Süßkartoffeln

50 ml Wasser

2 EL Apfelsaft

1. Schälen Sie die Süßkartoffeln und die Petersilienwurzeln. Schneiden Sie beides in kleine Stücke und kochen es in einem Topf mit Wasser gar.
2. Anschließend pürieren Sie es mit dem Saft, Wasser und etwas Öl. Voila!

Kartoffel-Zwetschgen-Brei

Zubereitung:

25 min

Zutaten für 2 Portionen:

2 Kartoffeln

5 Zwetschgen

2 EL Apfelsaft

Etwas Öl

1. Schälen Sie die Kartoffeln und kochen Sie diese in einem Topf mit Wasser gar.
2. Die Zwetschgen werden entkernt und zu den Kartoffeln gegeben.
3. Danach wird alles gut mit etwas Apfelsaft und Öl püriert.

Gurken-Bananen-Mus

Zubereitung:

10 min

Zutaten für 5 Portionen:

1 Schlangengurke

3 Bananen

1 EL Apfelsaft

1. Schälen Sie die Gurke und die Bananen und schneiden Sie alles klein.
2. Pürieren Sie alle Zutaten zu einem Mus.
3. Vor dem Verzehr darf 1 Löffel Öl nicht fehlen!

Mandelmus-Getreidebrei

Zubereitung:

10 min

Zutaten für 2 Portionen:

100 g Vollkornhaferflocken

150 ml Wasser

50 g Hirseflocken

1 TL Mandelmus

1. In einem Topf erwärmen Sie das Wasser.
2. Wenn es aufkocht, geben Sie die Haferflocken hinzu. Verrühren Sie alles gut.
3. Anschließend geben Sie die Hirseflocken bei und mischen das Mandelmus unter.
4. Nach dem Abkühlen geben Sie noch einen Löffel Öl hinzu, fertig!

Möhren-Polenta-Brei

Zubereitung:

20 min

Zutaten für 2 Portionen:

1 Möhre

100 g Polenta

100 ml Wasser

1 EL Bio Orangensaft

1. Schälen Sie Möhre und schneiden Sie diese klein.
2. In einem Topf mit Wasser kochen Sie die Möhre weich.
3. Das Wasser gießen Sie nicht ab, sondern übergießen damit die Polenta.
4. Zum Schluss geben Sie noch einen Löffel Saft und Öl hinzu, pürieren es kurz durch und der Brei ist fertig!

Lamm mit Kohlrabi-Püree

Zubereitung:

25 min

Zutaten für 2 Portionen:

1 Stück Lammfleisch

1 Kohlrabi

1 Kartoffel

1 EL Apfelsaft

1 EL Rapsöl

1. Waschen Sie das Fleisch und tupfen Sie es trocken.
2. Schneiden Sie es in kleine Stückchen und geben es in einen Topf mit Wasser.
3. Schälen Sie Kartoffel und Kohlrabi und schneiden Sie beide in kleine Stücke.
4. Geben Sie es dem Lamm hinzu und köcheln Sie alles zusammen bis es gar ist.
5. Zuletzt fügen Sie etwas Öl und Apfelsaft hinzu und pürieren die Zutaten. Fertig!

5 einfache Backrezepte für den 4. – 6. Lebensmonat

Fruchtstangen für die Kleinsten

Zubereitung:
50 min

Zutaten für ca. 10 Stangen:
3 Möhren
2 Äpfel
50 ml Rapsöl
200 g Dinkelmehl

1. Die Möhren und Äpfel werden zunächst geschält und in kleine Stücke geschnitten.
2. In etwas Wasser kocht man sie ganz kurz weicher und zerdrückt sie danach in einer Schüssel.
3. Dann gibt man etwas Öl und das Mehl hinzu und formt den Teig zu kleinen Stangen.
4. Im Backofen werden die Fruchtstangen nun bei 200 °C für 30 min gebacken.

Gemüsekekse

Zubereitung:

30 min

Zutaten für ca. 10 Kekse:

6 EL zarte Haferflocken

1 Süßkartoffel

100 ml Wasser

Etwas Saft einer Bio Orange

1. Schälen und schneiden Sie die Süßkartoffel klein und kochen Sie sie in Wasser gar.
2. In einer Schüssel pürieren Sie nun die Kartoffel und geben nach und nach die Haferflocken hinzu, bis ein fester Teig entsteht. Den Saft der Bio-Orange träufeln Sie hinein.
3. Auf einem Backblech formen Sie nun kleine Kleckse und backen die Gemüsekekse anschließend für 20 min bei 160 °C.

Bananen-Pancakes für die Kleinsten

Zubereitung:

10 min

Zutaten für ca. 6 Pancakes:

2 Bananen

6 EL zarte Haferflocken

1 EL Mehl

Eiweiß aus einem Ei

50 ml Rapsöl

1. Die Bananen werden geschält und in einer Schüssel gequetscht.
2. Dann geben Sie das Mehl, das Eiweiß und die Haferflocken hinzu.
3. Vermischen Sie alles zu einem glatten Teig und braten Sie die Pancakes in etwas Rapsöl goldgelb.
4. Nach dem Abkühlen können die Kleinen diese vernaschen.

Baby-Kekse

Zubereitung:

15 min

Zutaten für 10 Babykekse:

1 Banane

2 Äpfel

8 Zwieback

1. Schälen und entkernen Sie die Äpfel.
2. Schälen Sie die Banane und schneiden Sie das gesamte Obst in kleine Stücke.
3. Der Apfel wird kurz in etwas Wasser weichgekocht und danach mit der Banane vermischt.
4. Nun bröseln Sie den Zwieback klein und mischen alles zu einem Teig.
5. Auf einem Blech machen Sie kleine Kleckse oder formen eine Art Keks.
6. Schieben Sie das Blech für 10 min bei 150 °C in den Backofen und lassen Sie die Kekse anschließend abkühlen.

Polenta-Stangen

Zubereitung:

50 min

Zutaten für ca. 15 Stangen:

500 ml Wasser

140 g Polenta

3 EL Rapsöl

1. In einem Topf kochen Sie zunächst Wasser auf. Rühren Sie die Polenta zügig darin ein und stellen dann auf eine niedrigere Temperatur.
2. Dann 20 min köcheln lassen.
3. Ist eine zähe Menge entstanden, dürfen Sie die Masse vom Herd nehmen.
4. Auf einem Backblech verstreichen Sie nun die Masse und warten ca. 30 min, bis diese fest ist.
5. Schneiden Sie kleine Stangen daraus und braten Sie sie in einer Pfanne goldgelb.
6. Abkühlen lassen und genießen!

35 schnelle Rezepte vom 6. – 8. Lebensmonat

Sellerie-Apfel-Brei mit Kartoffel

Zubereitung:

25 min

Zutaten für 1 Portion:

1 Knollensellerie geputzt

1 Apfel

1 Kartoffel

30 g Hühnchen

1 EL Rapsöl

1. Die Kartoffel, den Apfel und den Sellerie schälen, entkernen und in kleine Stücke schneiden.
2. Das Fleisch wird ebenfalls klein geschnitten und mit dem Obst und Gemüse in einen Topf mit Wasser gegeben.
3. Alles wird nun ca. 10-12 min bei schwacher Hitze gekocht.
4. Zuletzt noch gut durchpürieren und mit einem Löffel Rapsöl verfeinern, fertig!

Kichererbsen-Zucchini-Reis-Brei

Zubereitung:

30 min

Zutaten für 2 Portionen:

50 g Reis

1 gelbe Zucchini

80 g Kichererbsen

3 EL Orangensaft

2 EL Rapsöl

1. Als erstes werden die Kichererbsen vorbereitet. Hier ist entscheidend, ob man bereits gegarte oder frische nutzt. Wir gehen von bereits gegarten aus.
2. Die Zucchini werden geschält, entkernt und in kleine Stücke geschnitten. In einem Topf mit Wasser kocht man sie für 8 min.
3. Währenddessen wird der Reis laut Packungsangabe gekocht.
4. Mit dem Orangensaft wird er anschließend zu den Zucchini gegeben und fein püriert.
5. Auch die Kichererbsen werden püriert und mit dem Brei vermischt.
6. Zuletzt noch etwas Rapsöl hinzugeben und fertig ist der Kichererbsen-Zucchini-Reis-Brei.

Tipp:

Möchte man frische Kichererbsen nutzen, müssen sie über Nacht erst aufgeweicht werden. Anschließend kocht man sie 45 min lang.

Huhn-Spargel-Brei mit Kartoffeln

Zubereitung:

25 min

Zutaten für 2 Portionen:

2 Kartoffeln

100 g Spargel

50 g Erbsen

30 g Huhn

1 TL Butter

1. Die Kartoffeln und der Spargel werden geschält und in kleine Stücke geschnitten.
2. Auch das Huhn wird klein geschnitten und gemeinsam mit dem Gemüse in einen Topf mit Wasser gegeben.
3. Bei geschlossenem Deckel wird nun alles für ca. 12 min gegart.
4. Anschließend nur noch pürieren, Butter hinzugeben und genießen!

Tipp:

Da dieses Gericht wenig Saft enthält, sollte man zeitnah noch einen Obst-Brei füttern.

Topinambur-Brei

Zubereitung:
20 min

Zutaten für 2 Portionen:
3 Möhren
1 Kartoffel
80 g Topinambur
80 g Rinderhack

1. Zu Beginn werden die Kartoffel und die Möhren geschält und in kleine Stücke geschnitten.
2. Die Topinambur wird am besten mit einem Sparschäler geschält und gemeinsam mit dem Gemüse und dem Rinderhack in einen Topf mit Wasser 10 min gekocht.
3. Nach 10 min wird alles zu einem feinen Brei püriert und mit etwas Rapsöl verfeinert, fertig!

Blumenkohl-Kartoffel-Brei

Zubereitung:

30 min

Zutaten für 5 Portionen:

1 kg Blumenkohl

5 Kartoffeln

300 ml Fencheltee ungesüßt

1. Die Kartoffeln werden geschält und geschnitten.
2. Der Blumenkohl wird in Röschen geteilt und mit den Kartoffeln in einem Topf mit dem Fencheltee und gegebenenfalls etwas Wasser aufgekocht.
3. Nach 15 min sollte es gar sein und muss nun nur noch püriert werden!
4. Vor dem Verzehr darf 1 Löffel Rapsöl nicht fehlen!

Tomaten-Kürbis-Brei

Zubereitung:

20 min

Zutaten für 2 Portionen:

¼ Kürbis

1 Möhre

2 Kartoffeln

1 Dose Tomaten

100 ml Wasser

1. Als erstes werden die Kartoffeln und die Möhre geschält und klein geschnitten.
2. Der Kürbis wird ebenfalls geschält, dann entkernt und anschließend in kleine Stücke geschnitten.
3. Alles in einem Topf mit Wasser zum Kochen bringen und 15 min köcheln lassen.
4. Danach die Tomaten hinzugeben und alles zu einem Brei pürieren.
5. Zuletzt nochmal kurz aufkochen lassen, einen TL Rapsöl hinzufügen und es sich schmecken lassen!

Hackfleisch-Hirse-Brei mit Brokkoli

Zubereitung:
20 min

Zutaten für 1 Portion:
100 g Brokkoli
40 g Hirseflocken
50 g Hackfleisch (Rind oder Schwein)
3 EL Direktsaft

1. Als erstes wird der Brokkoli gewaschen und in Röschen geteilt. In einem Topf mit Wasser muss er 5 min köcheln.
2. Anschließend kommt das Hackfleisch hinzu und köchelt für weitere 8 min mit im Topf.
3. Zuletzt nur noch pürieren, die Hirseflocken hinzugeben und mit etwas Direktsaft abschmecken, fertig!
4. Vor dem Verzehr den Löffel Rapsöl nicht vergessen!

Kürbis-Pasta-Brei

Zubereitung:

30 min

Zutaten für 5 Portionen:

800 g Hokkaido Kürbis

300 g Nudeln

30 ml Kokosmilch

1. Der Kürbis wird zunächst geschält und in kleine Stücke geschnitten.
2. Anschließend wird er in etwas Wasser weichgekocht oder im Backofen weich gebacken. Wählen Sie die Alternative, die Ihnen am meisten zusagt.
3. Die Nudeln werden nach Packungsanleitung gekocht und anschließend mit dem Fleisch des Kürbisses vermischt und püriert.
4. Anschließend noch etwas Kokosmilch hinzugeben und genießen!

Tipp:

Da in der Milch bereits Fett enthalten ist, muss man hier kein Rapsöl mehr hinzugeben!

Lachs-Spinat-Brei mit Reis

Zubereitung:
25 min

Zutaten für 2 Portionen:
120 g Lachs
400 g Spinat
50 g Reis

1. Reis und Spinat werden nach Packungsangabe gekocht. Der Lachs wird klein geschnitten und kurz in etwas Rapsöl gegart.
2. Vermischen Sie ihn anschließend mit dem Spinat und pürieren Sie es zu einer Masse.
3. Der Reis kann danach unterhoben werden.
4. Mag Ihr Kind noch keine größeren Stückchen, kann der Reis auch mit püriert werden.
5. Bitte denken Sie an das Öl vor dem Verzehr!

Mediterraner Auberginen-Brei

Zubereitung:

25 min

Zutaten für 2 Portionen:

1 Aubergine

2 Möhren

1 kleine Zucchini

80 ml passierte Tomaten

100 g Reis

1. Zu Beginn werden die Möhren, die Aubergine und die Zucchini geschält, entkernt und klein geschnitten. Bei der Aubergine kann man das Fruchtfleisch auch herauslöffeln.
2. Das Gemüse verschwindet dann inklusive der passierten Tomaten in einem kleinen Topf mit Wasser und wird 10 min lang gargekocht.
3. Der Reis wird nebenbei separat gekocht und kommt anschließend zur Gemüsemischung hinzu.
4. Nur noch alles feinpürieren, Öl zugeben und fertig!

Bolo-Brei für die Kleinsten

Zubereitung:
20 min

Zutaten für 2 Portionen:
4 Möhren
1 Knollensellerie
100 g Hackfleisch
4 gestückelte Tomaten
100 g Vollkornspaghetti

1. In einem Topf mit Wasser werden die Möhren und der Sellerie nach dem Schälen und Schneiden weichgekocht.
2. Kurz vor Ende der Garzeit gibt man die Tomaten hinzu und kocht diese mit auf.
3. In einem weiteren Topf werden die Nudeln bissfest gekocht und das Hackfleisch in einer Pfanne kurz gebraten.
4. Zuletzt alles zusammen in einen Topf geben, Öl zufügen, pürieren und die erste Bolognese im Leben genießen.

Tipp:
Ab dem 9. Monat kann man sogar etwas Parmesan oder auch Zwiebeln hinzugeben! Vorher ist dies aufgrund des Salzgehaltes noch nicht empfehlenswert!

Gurken-Spargel-Kartoffel-Brei mit Hähnchenbrust

Zubereitung:
25 min

Zutaten für 1 Portion:
50 g grünen Spargel
1 Gurke
1 Kartoffel
50 g Hähnchenbrust
2 EL Direktsaft

1. Die Kartoffel und die Gurke schälen und gemeinsam mit dem Spargel in kleine Stücke schneiden.
2. Alle Gemüsesorten in einen Topf mit Wasser geben und 10 min köcheln lassen.
3. Nun auch die Hähnchenbrust hinzugeben und weitere 10 min köcheln lassen.
4. Zuletzt alles mit dem Direktsaft zu einem Brei pürieren, Öl zufügen, voila!

Tipp:
Nutzen Sie grünen Spargel! Dieser muss nicht geschält werden, der weiße schon!

Mango-Bananen-Brei mit Haferflocken

Zubereitung:

15 min

Zutaten für 5 Portionen:

3 Mangos

5 Bananen

4 EL Haferflocken

3 EL Direktsaft

1. Die Mangos und Bananen schälen und in kleine Stücke schneiden.
2. Alles mit etwas Direktsaft pürieren und die Haferflocken danach hinzugeben.
3. Wer es etwas weicher mag, kocht die Mango vorher in etwas Wasser weich.

Pfirsich-Apfel-Brei mit Grieß

Zubereitung:

15 min

Zutaten für 2 Portionen:

1 Pfirsich

2 Äpfel

100 g Grieß

1 EL Direktsaft

1. Der Pfirsich wird geschält und entkernt.
2. Die Äpfel wird gewaschen, geschält und entkernt.
3. In einem Topf kocht man den Grieß kurz auf.
4. Die Äpfel und der Pfirsich werden separat püriert und danach mit dem Grieß vermischt.
5. 1 EL Saft verfeinert den Brei etwas!

Tipp:

Bei älteren Kindern kann man hier anstatt Wasser auch etwas Milch für den Grieß nutzen!

Bananen-Dinkelflocken-Brei

Zubereitung:

10 min

Zutaten für 2 Portionen:

2 Bananen

100 g Dinkelflocken

Etwas Wasser

1. Schnell und einfach! Die Dinkelflocken werden mit etwas warmen Wasser oder, je nach Alter auch etwas Milch, quellen gelassen.
2. Die Bananen werden geschält und mit einer Gabel gequetscht.
3. Zuletzt beides miteinander vermischen, etwas Wasser hinzugeben und als Brei genießen.

Hirse-Fenchel-Brei mit Huhn

Zubereitung:

25 min

Zutaten für 2 Portionen:

80 g Huhn

100 g Hirseflocken

1 Fenchelknolle

Etwas Wasser

1. Das Huhn wird in einem Topf mit Wasser gekocht.
2. Die Fenchelknolle wird klein geschnitten und dem Huhn zugegeben. Nach 15 min sollte beides gar sein.
3. In einem anderen Topf Wasser aufkochen und die Hirseflocken damit übergießen.
4. Sind sie weich genug, vermischt man sie mit dem Fenchel und Huhn und püriert alles einmal gut durch.
5. Etwas Rapsöl hinzufügen!
6. Lecker!

Pflaumen-Bananen-Zwieback-Brei

Zubereitung:

15 min

Zutaten für 5 Portionen:

4 Pflaumen

8 Zwieback

3 Bananen

2 EL Apfelsaft

1. Die Pflaumen und Bananen schälen, entkernen und in kleine Stücke schneiden.
2. Mit etwas Apfelsaft pürieren.
3. Den Zwieback hineinbröseln und alles gut miteinander vermischen, fertig!

Aprikosen-Mango-Brei mit Reis

Zubereitung:

25 min

Zutaten für 2 Portionen:

2 Aprikosen

1 Mango

80 g Reis

1 EL Saft einer Bio-Orange

1. Die Mango und Aprikosen schälen, entkernen und klein schneiden.
2. Den Reis laut Packungsangabe kochen.
3. Anschließend die Früchte mit dem Saft fein pürieren und den Reis unterheben.

Tipp:

Der Reis kann mit püriert werden, wenn er für Ihr Kind noch zu grobkörnig ist!

Kohlrabi-Kartoffeln mit Lamm

Zubereitung:

30 min

Zutaten für 5 Portionen:

2 Kohlrabi

4 Kartoffeln

100 g Lammfleisch

1 EL Rapsöl

1. Die Kartoffeln müssen als erstes gewaschen, geschält und klein geschnitten werden. In einem Topf mit Wasser werden sie gargekocht.
2. Der Kohlrabi wird geschält und danach zu den Kartoffeln gegeben. Beides sollte nach ca. 20 min fertig sein.
3. Währenddessen das Lammfleisch in etwas Öl kurz anbraten und in kleine Stücke schneiden.
4. Alles zu einem festeren Brei pürieren und mit einem Löffel Rapsöl vor dem Verzehr verfeinern!

Avocado-Gemüsebrei mit Haferflocken

Zubereitung:
30 min

Zutaten für 2 Portionen:
1 Avocado
1 Zucchini
2 Möhren
3 EL Haferflocken
Etwas Wasser

1. Die Avocado wird entkernt und das Fruchtfleisch ausgelöffelt.
2. Die Möhren und Zucchini werden geschält, geschnitten und in einem Topf mit Wasser weichgekocht.
3. Danach wird das Gemüse mit der Avocado gemischt und fein püriert.
4. Zuletzt die Haferflocken mit etwas Wasser übergießen und kurz mit dem Gemüse pürieren, fertig!

Gurken-Spargel-Brei mit Couscous

Zubereitung:
25 min

Zutaten für 1 Portion:
50 g Spargel
1 Gurke
60 g Couscous
1 Putenfilet
2 EL Direktsaft

1. Schälen Sie zunächst die Gurke und den Spargel. Schneiden Sie beides in kleine Stücke.
2. Währenddessen lassen Sie den Couscous in heißem Wasser quellen.
3. Die Gurke, der Spargel und das Putenfilet werden in einem Topf mit Wasser bei geringer Hitzezufuhr gegart.
4. Anschließend vermischen Sie den Couscous mit dem Gemüse und Fleisch und pürieren alles mit 2 EL Direktsaft zu einem Brei.
5. Etwas Öl nicht vergessen!

Tipp:
Sie können den Couscous auch unpüriert servieren, sobald Ihr Kind die Konsistenz bereits akzeptiert!

Pfirsich-Avocado-Brei mit Banane

Zubereitung:

15 min

Zutaten für 2 Portionen:

1 Avocado

1 Banane

2 Pfirsiche

1 EL Saft einer Bio-Orange

100 ml Wasser

1. Schälen, entkernen und schneiden Sie die Früchte in kleine Stücke.
2. Der Pfirsich wird in etwas Wasser weichgekocht, während Sie das Fleisch der Avocado mit einer Gabel quetschen.
3. Anschließend pürieren Sie den Pfirsich mit der Banane und dem Saft der Orange.
4. Rühren Sie die Avocado unter, fertig!
5. Zusätzliches Öl wird hier aufgrund des hohen Anteils in der Avocado nicht benötigt!

Dinkelflocken-Spinat-Brei mit Lachs

Zubereitung:
25 min

Zutaten für 5 Portionen:
2 Lachsfilets
150 g Dinkelflocken
100 g Spinat
1 EL Öl
½ Fenchelknolle

1. Beginnen Sie damit, die Dinkelflocken in etwas warmen Wasser weicher werden zu lassen.
2. Währenddessen kochen Sie den Spinat in einem Topf gar und geben nach 5 min die Fenchelknolle hinzu. (Diese ist nur für etwas Aroma zuständig!)
3. Die Lachsfilets braten Sie kurz von beiden Seiten in einer Pfanne an und schneiden Sie anschließend in kleine Stücke.
4. Während Sie die Fenchelknolle zur Seite legen, pürieren Sie den Spinat und vermischen ihn mit den Dinkelflocken.
5. Mischen Sie nun noch das Lachsfilet und das Öl unter und lassen Sie Ihr Kind genießen!

Vielseitige Gemüsesuppe

Zubereitung:
30 min

Zutaten für 500 ml Suppe:
8 Kartoffeln
2 Möhren
1 Zucchini
200 ml Wasser
½ Stange Lauch
50 g Salbei
100 ml Gemüsesud
2 EL Apfelsaft

1. Schälen und schneiden Sie das Gemüse in mundgerechte Stücke und kochen Sie es in etwas Wasser gar.
2. Schütten Sie es anschließend ab und pürieren es mit dem Gemüsesud, etwas Öl und dem Apfelsaft zu einer Suppe.
3. Geben Sie zuletzt den Salbei hinzu und lassen alles nochmal für 5 min aufkochen, fertig!

Hirse-Mandelmus mit Lamm

Zubereitung:

20 min

Zutaten für 2 Portionen:

100 g Hirseflocken

2 EL Mandelmus

100 g Lammfleisch

1 EL Öl

1 Paprika

1. Waschen und entkernen Sie die Paprika.
2. Kochen Sie diese zusammen mit dem Fleisch in einem Topf mit Wasser gar.
3. Die Hirseflocken können mit etwas Soja- oder Mandelmilch oder auch einfach nur Wasser aufgeweicht werden.
4. Nehmen Sie das Fleisch und die Paprika aus dem Topf, geben Sie 1 El Öl hinzu und pürieren oder quetschen es zu einem Brei.
5. Mischen Sie das Mandelmus unter und fertig ist ein leckerer, herzhafter Baby-Brei!

Steckrüben-Erbsen-Brei mit Rind

Zubereitung:
25 min

Zutaten für 5 Portionen:
2 Steckrüben
150 g Erbsen
100 g Rinderhackfleisch
1 EL Apfelsaft

1. Waschen und schälen Sie die Steckrüben, bevor Sie diese in einem Topf mit Wasser garkochen.
2. Nach 5 min geben Sie auch die Erbsen hinzu.
3. Das Rinderhackfleisch kann mitgegart oder auch angebraten werden.
4. Pürieren Sie die Rüben mit den Erbsen zu einem Brei und mischen Sie das Hackfleisch und den Apfelsaft drunter.
5. Vergessen Sie den Löffel Öl nicht, bevor es an den Verzehr geht!

Reisflocken-Brei mit Fenchel

Zubereitung:
15 min

Zutaten für 5 Portionen:
200 g Reisflocken
1 Fenchelknolle
2 EL Direktsaft
1 Zucchini
1 Möhre

1. Übergießen Sie die Reisflocken mit Wasser oder auch Sojamilch und stellen diese zur Seite.
2. Zwischenzeitlich schälen Sie die Zucchini und die Möhren und garen diese in einem Topf mit Wasser.
3. Die Fenchelknolle wird klein geschnitten und in einer Pfanne glasiert.
4. Zuletzt geben Sie alles in eine Schüssel und pürieren es mit dem Direktsaft zu einem Brei.
5. Einen Löffel Öl vor dem Verzehr hinzugeben und das Menü ist fertig!

Pfirsich-Tomaten-Suppe mit Reis

Zubereitung:
30 min

Zutaten für 250 ml Suppe:
2 Pfirsiche
8 Tomaten
50 ml Reismilch
1 Stiel Petersilie
100 g Reis
250 ml Wasser

1. Kochen Sie als erstes den Reis nach Packungsanleitung.
2. Währenddessen schälen und schneiden Sie die Pfirsiche und Tomaten klein. Kochen Sie diese in Wasser gar.
3. Zupfen Sie etwas Petersilie vom Stiehl und geben diese anschließend mit den Pfirsichen, Tomaten und dem Reis in einen Topf.
4. Schütten Sie es mit 250 ml Wasser auf und pürieren alles zu einer Suppe.
5. Zuletzt nur noch einen Schuss Reismilch und etwas Öl hinzu, verrühren und genießen!

Kokosnuss-Haferbrei mit Birne

Zubereitung:

25 min

Zutaten für 5 Portionen:

1 Kokosnuss oder das Fleisch der Kokosnuss

250 g Haferflocken

2 Birnen

50 ml Birnensaft

1. Wenn Sie eine ganze Kokosnuss nutzen, sollten Sie diese knacken und für 20 min bei 200 °C im Backofen gar werden lassen.
2. Übergießen Sie die Haferflocken mit dem Birnensaft und lassen Sie sie weich werden.
3. Die Birnen werden geschält und in kleine Stücke geschnitten.
4. Ist die Kokosnuss fertig, löffeln Sie das Fleisch heraus und geben Sie alles zusammen in eine Schüssel.
5. Pürieren Sie es zu einem Brei und servieren Sie es Ihrem kleinen Schatz!

Tipp:

Wenn Ihr Kind schon ausreichend Zähne hat, kann man das Kokosnuss-Fleisch auch pur verzehren, ohne es zu garen!

Blumenkohl-Kartoffel-Brei mit Lachs

Zubereitung:

30 min

Zutaten für 2 Portionen:

200 g Blumenkohl Röschen

3 Kartoffeln

1 Lachsfilet

1 EL Öl

Etwas Salbei

1. Kochen Sie den Blumenkohl 15 min in einem Topf mit Wasser, bis er weich ist.
2. Die Kartoffeln werden geschält und ebenfalls gargekocht.
3. Das Lachsfilet kann gegart oder einfach in einer Pfanne mit etwas Öl und dem Salbei angebraten werden.
4. Vermischen Sie zuletzt alle Zutaten und pürieren oder quetschen diese zu einem Brei.

Tipp:

Ab dem 8. Monat muss der Brei nicht mehr sehr fein püriert sein. Quetschen Sie das Essen einfach nur mit einer Gabel und vermischen es, wenn Ihr Kind bereits ausreichend Zähnchen hat!

Zucchini-Mais-Brei mit Dinkelflocken

Zubereitung:

25 min

Zutaten für 5 Portionen:

1 Zucchini

200 g Mais

250 g Dinkelflocken

3 EL Apfelsaft

Etwas Petersilie

1. Waschen, schälen und schneiden Sie die Zucchini klein. Kochen Sie diese in einem Topf mit Wasser gar.
2. Die Dinkelflocken werden in etwas Wasser aufgeweicht.
3. Geben Sie den Mais hinzu, damit er auch etwas weicher wird.
4. Zuletzt pürieren Sie die Zucchini, vermischen Sie mit der Dinkelflocken-Mais-Mischung, geben den Saft hinzu und verfeinern alles mit etwas Petersilie! Lecker!

Gurken-Avocado-Gazpacho

Zubereitung:
10 min

Zutaten für 200 ml kalte Suppe:
2 Gurken
3 Avocado
50 ml Sojamilch

1. Schnell und einfach!
2. Schälen Sie die Gurken und schneiden Sie diese in kleine Stücke.
3. Halbieren Sie die Avocado und löffeln Sie das Fruchtfleisch heraus.
4. Pürieren Sie beides mit etwas Sojamilch und lassen Sie Ihr Kind, vor allem an heißen Tagen, eine leckere Gazpacho genießen!

Gemüse-Brei mit Hähnchenbrust

Zubereitung:

25 min

Zutaten für 2 Portionen:

1 Sellerie

2 Möhren

1 Süßkartoffel

1 Pastinake

1 Hähnchenbrust

1 El Sojamilch

1. Das Gemüse wird geschält, in kleine Stücke geschnitten und anschließend in einem Topf mit Wasser gekocht.
2. Währenddessen können Sie die Hähnchenbrust entweder schonend garen oder in einer Pfanne anbraten.
3. Zuletzt pürieren Sie das Gemüse und das Hähnchen mit etwas Sojamilch fein und fügen einen Löffel Öl hinzu. Fertig!

Zwieback-Apfel-Brei mit Kapuzinerkresse

Zubereitung:

15 min

Zutaten für 2 Portionen:

6 Stücke Zwieback

2 Äpfel

1 EL Apfelsaft

3 EL Mandelmilch

Etwas Kapuzinerkresse

1. Legen Sie den Zwieback in 3 EL Mandelmilch ein und holen ihn nach kurzer Zeit wieder heraus, damit er nicht zu matschig wird.
2. Schälen und entkernen Sie die Äpfel, schneiden Sie diese klein und vermischen Sie sie mit etwas Kapuzinerkresse.
3. Pürieren Sie die Mischung fein und vermischen Sie es anschließend mit dem Zwieback.
4. Geben Sie noch 1 EL Apfelsaft hinzu und verrühren Sie alles gut miteinander, fertig!

Rhabarber-Beeren-Brei mit Haferkleie

Zubereitung:

20 min

Zutaten für 2 Portionen:

1 Stange Rhabarber

100 g Verschiedene Beerenfrüchte

100 g Haferflocken

50 ml Mandelmilch

1. Putzen und schälen Sie als erstes den Rhabarber. In einem Topf mit Wasser wird dieser 5 – 8 min blanchiert.
2. Die Beeren werden mit etwas heißem Wasser übergossen und darin gequetscht.
3. Erwärmen Sie die Mandelmilch und gießen Sie sie über die Haferflocken.
4. Rühren Sie die Mischung um, damit eine Haferkleie entsteht. Dies können Sie auch mit Wasser, anstatt Milch machen.
5. Ist der Rhabarber fertig, quetschen Sie diesen ebenso.

Vermischen Sie dann alle Zutaten miteinander und lassen es abkühlen, fertig!

5 leckere und schnelle Backrezepte für den 6. – 8. Lebensmonat

Apfelmus-Brötchen

Zubereitung:
2,5 Std.

Zutaten für ca. 5 Brötchen:
500 g Dinkelmehl
200 ml Milch (lauwarm)
1 p. frische Hefe
150 g selbstgemachtes oder zuckerfreies Apfelmus

1. Geben Sie alle Zutaten in eine Schüssel und kneten diese gut durch.
2. Bedecken Sie die Schüssel anschließend mit einem Tuch und lassen Sie sie für 1,5 Std „gehen".
3. Danach wird der Teig nochmals gut durchgeknetet.
4. Nehmen Sie anschließend ein Backblech und formen Sie aus dem Teig kleine Brötchen, die Sie darauf verteilen.
5. Bei 180 °C benötigen die Brötchen 30 min.
6. Jetzt nur noch abkühlen lassen und in kleinen Häppchen genießen!

Schnelle Babykekse

Zubereitung:
20 min

Zutaten für ca. 25 Kekse
170 g Dinkelmehl
2 EL Mandelmus
2 Bananen
6 EL Haferflocken
3 EL weiche Butter

1. Schnell und einfach! Geben Sie alle Zutaten in eine Schüssel, kneten Sie diese gut durch und formen anschließend daraus kleine Kugeln, die Sie auf einem Backblech verteilen.
2. Jetzt nur noch mit einer Gabel die Kugeln vorsichtig flachdrücken und dann für 15 min bei 175 °C im Backofen verschwinden lassen.
3. Perfekt, wenn die ersten Zähnchen kommen und man etwas zum Kauen benötigt.

Dinkelstangen

Zubereitung:
35 min

Zutaten für ca. 30 Dinkelstangen:
3 Möhren
1 Apfel
2 Bananen
120 g Butter
500 g Dinkelmehl

1. Als erstes müssen die Früchte geschält und entkernt werden.
2. Der Apfel und die Möhren werden danach gerieben, während man die Banane mit einer Gabel quetscht.
3. Alles wird jetzt mit den restlichen Zutaten zu einem Teig verarbeitet.
4. Daraus formt man nun kleine, lange Stangen, die man auf einem Backblech verteilt.
5. Backen Sie die Stangen bei 200 °C für 30 min.

Tipp:
Dinkelstangen lassen sich hervorragend einfrieren!

Haferflocken Cookies

Zubereitung:

30 min

Zutaten für ca. 10 Cookies:

1 Mango

1 Pfirsich

1 Apfel

300 g Haferflocken

1. Die Früchte müssen zunächst geschält, entkernt und klein geschnitten werden.
2. Pürieren Sie diese anschließend zu einem Mus und verrühren Sie sie dann mit den Haferflocken.
3. Den Teig geben Sie portionsweise mit einem Löffel auf ein Backblech und drücken ihn kurz flach.
4. Bei 160 °C benötigen die Cookies 15 min.

Kürbis-Muffins

Zubereitung:

30 min

Zutaten für ca. 10 Muffins:

180 g Vollkornmehl

250 g Kürbis (Hokkaido)

150 g Butter

6 Datteln

1 Eiweiß

1 TL Backpulver

1. Als erstes wird der Kürbis geschält, entkernt und in Stücke geschnitten.
2. Gemeinsam mit den Datteln kocht man beides nun in einem Topf mit Wasser gar.
3. Anschließend wird die Mischung fein püriert.
4. In einer Schüssel können Sie nun die Butter mit dem Eiweiß schaumig schlagen.
5. Geben Sie dann das Mehl, Backpulver und das Kürbispüree hinzu und rühren alles zu einem glatten Teig.
6. Füllen Sie es jetzt noch in Muffin-Förmchen und lassen diese bei 190 °C für 25 min im Backofen.

35 schnelle Rezepte vom 8. – 10. Lebensmonat

Lamm-Bohnen-Brei

Zubereitung:

30 min

Zutaten für 5 Portionen:

500 g grüne Bohnen

2 Lammfilets

4 Kartoffeln

2 EL Öl

1. Als erstes werden Bohnen für 7 min bissfest gekocht. Das Bohnenwasser schütten Sie nicht weg, sondern pürieren die Bohnen darin zu einem Brei.
2. Die Lammfilets werden in wenig Wasser gedünstet. Nach ca. 8 min sollten sie gar sein und werden entweder auch püriert oder mit einer Gabel kleingemacht.
3. Die Kartoffeln werden geschält, klein geschnitten und gekocht. Anschließend reicht es, wenn man diese mit einer Gabel quetscht.
4. Verrühren Sie nun alle Zutaten miteinander und ein leckerer Mittagsbrei ist servierfertig!

Tipp:

Sieben Sie den Bohnenbrei durch ein Sieb, damit Fäden oder Bohnenreste zurückbleiben und nicht im Brei auftauchen.

Frisches Gemüse-Risotto

Zubereitung:
30 min

Zutaten für 5 Portionen:
300 g Möhren
200 g Erbsen
2 Zucchini
120 g passierte Tomaten
400 g Reis
Etwas Dill

1. Schälen Sie als erstes die Möhren und die Zucchini.
2. Beides wird anschließend in einem Topf mit Wasser gargekocht.
3. Nach 5 min geben Sie die Erbsen hinzu und lassen das Gemüse für weitere 5 min kochen.
4. Den Reis bereiten Sie währenddessen nach Packungsanleitung zu.
5. Schütten Sie das Gemüsewasser nicht weg!
6. Dieses wird im Nachhinein unter Rühren dem Reis hinzugefügt, bis ein Risotto entsteht.
7. Pürieren oder quetschen Sie das Gemüse, wenn es gar ist und fügen Sie es dem Risotto zu.
8. Nun kommen noch die passierten Tomaten und etwas Öl hinein, alles wird umgerührt und fertig ist eine köstliche Speise für Ihr Kind!

Spinat-Möhren mit Hirse

Zubereitung:

20 min

Zutaten für 2 Portionen:

2 Kartoffeln

1 Möhre

200 g Babyspinat

80 g Hirse

6 EL Wasser

1. As erstes werden die Kartoffeln und die Möhre geschält und klein geschnitten.
2. Der Spinat wird gewaschen.
3. In einem Topf mit Wasser kochen Sie nun das Gemüse gar.
4. In der Zwischenzeit bereiten Sie die Hirse zu.
5. Dafür werden die Hirse mit der doppelten Menge Wasser gekocht und anschließend bei kleiner Hitzezufuhr quellen gelassen.
6. Pürieren Sie zum Schluss das Gemüse mit etwas Kochflüssigkeit und vermischen es danach mit den Hirsen.
7. Einen Löffel Öl noch hinzufügen und fertig!

Tipp:

Da diese Speise einen hohen Eisengehalt hat, sollten Sie kurz danach 2-3 Löffel Obstmus füttern, damit es der kleine Körper optimal verarbeiten kann.

Lachs-Erbsen-Brei mit Kohlrabimus

Zubereitung:

25 min

Zutaten für 5 Portionen:

750 g Erbsen

2 Kohlrabi

2 Lachsfilets

2 Süßkartoffeln

1. Das Gemüse wird geschält und in kleine Stücke geschnitten.
2. In einem Topf mit Wasser muss es nun gargekocht werden.
3. Nach 4 min geben Sie das Lachsfilet hinzu, damit es weitere 8 min mit dem Gemüse garen kann.
4. Zum Schluss wird alles zu einem Brei püriert oder gequetscht und kann mit einem Löffel Öl direkt verzehrt werden.
5. Der Rest landet für bis zu 4 Wochen im Gefrierschrank.

Beeren-Getreide-Brei mit Kokosflocken

Zubereitung:

15 min

Zutaten für 5 Portionen:

50 g Erdbeeren

50 g Himbeeren

50 g Brombeeren

Alternativ Beerenmix (tiefgefroren)

150 g Schmelzflocken

50 g Kokosflocken

2 EL Öl

1. Die Beeren werden gewaschen und in eine Schüssel gelegt.
2. Nehmen Sie einen Topf, kochen Sie Wasser auf und lassen Sie die Schmelzflocken hineinrieseln.
3. Kurz aufkochen und dann vom Herd nehmen, damit sie noch etwas quellen können.
4. Anschließend die Flocken mit den Beeren vermischen und abkühlen lassen.
5. Gerne können Sie die Beeren etwas quetschen oder auch pürieren.
6. Zum Schluss noch etwas Öl hinzufügen und mit den Kokosflocken bestreuen.

Papaya-Grießbrei

Zubereitung:

10 min

Zutaten für 2 Portionen:

1 Papaya

1 Banane

80 g Grieß

1 EL Mandelmilch

100 ml Wasser

1. Die Papaya und die Banane werden zunächst geschält.
2. Aus der Papaya entfernen Sie mit Hilfe eines Löffels die inneren Kerne. Beide Früchte schneiden Sie danach klein.
3. Den Grieß kochen Sie in Wasser auf und nehmen den Topf anschließend vom Herd, damit der Grieß etwas quellen kann.
4. Zuletzt geben Sie alles in eine Schüssel, pürieren es kurz durch und haben dann einen schmackhaften Brei für Ihr Kind.

Sanddorn-Apfel-Brei mit Birne

Zubereitung:

15 min

Zutaten für 5 Portionen:

4 Äpfel

3 Birnen

5 EL ungesüßten Sanddornsaft

400 ml Mandelmilch (alternativ auch Soja- oder Reismilch)

1. Schälen und entkernen Sie die Äpfel und Birnen.
2. Kochen Sie beides kurz in Wasser auf, damit es weicher wird.
3. Verrühren Sie nun die restlichen Zutaten miteinander zu einem Brei und fügen Sie vor dem Verzehr 1 Löffel Öl hinzu.

Kartoffel-Möhren-Brei mit Schweinefleisch

Zubereitung:
25 min

Zutaten für 2 Portionen:
2 Kartoffeln
2 Möhren
100 g mageres Schweinefleisch
2 EL Apfelsaft

1. Die Kartoffeln und Möhren müssen zunächst geschält und klein geschnitten werden, bevor sie in einem Topf mit kochendem Wasser verschwinden.
2. Das Fleisch wird gewaschen, trocken getupft, klein geschnitten und wird dem Gemüse hinzugegeben.
3. Nach 10 min wird alles im Topf mit Zugabe des Apfelsaftes püriert und ist fertig!
4. Den Löffel Öl bitte vor dem Verzehr nicht vergessen!

Pastinaken-Champignon-Brei

Zubereitung:
25 min

Zutaten für 1 Portion:
50 g Champignons
1 Pastinake
50 g Rinderhackfleisch
1 EL Öl
Etwas Apfelsaft

1. Putzen Sie als erstes die Champignons.
2. Schälen und schneiden Sie die Pastinake klein.
3. Die Champignons werden in Scheiben geschnitten.
4. Braten Sie das Fleisch in der Pfanne an.
5. Die Champignons und Pastinake werden in Kochwasser gargekocht.
6. Zuletzt vermischt man alle Zutaten miteinander, püriert diese und fügt etwas Apfelsaft und Öl hinzu.

Zwetschgen-Dinkelbrei

Zubereitung:
20 min

Zutaten für 2 Portionen:
300 g Zwetschgen
50 g Apfelmus
50 g Dinkelflocken
100 ml Wasser

1. Beginnen Sie damit, das Wasser aufzukochen und die Dinkelflocken damit zu übergießen. Lassen Sie diese für 5 min quellen.
2. Die Zwetschgen werden währenddessen gewaschen, entsteint und in kleine Stücke geschnitten.
3. Zusammen mit dem Apfelmus landen sie in einem Topf und werden weichgekocht. Hier fügen Sie am besten einen Schuss Wasser hinzu.
4. Pürieren Sie die Frucht mit dem Apfelmus und rühren dann die Dinkelflocken unter. Fertig!

Buchweizen-Mango-Brei

Zubereitung:

25 min

Zutaten für 2 Portionen:

100 g geschroteter Buchweizen

200 ml Mandelmilch

1 EL Butter

1 Mango

1. Nehmen Sie zuerst einen Topf, füllen Sie die Milch und Butter hinein und kochen Sie diese langsam auf.
2. Dann geben Sie den Buchweizen hinzu und rühren es kurz um.
3. Nehmen Sie es anschließend von der Herdplatte und lassen es quellen.
4. Die Mango wird geschält und entsteint, bevor man sie kleinschneidet und püriert.
5. Zuletzt noch alles vermischen und servieren!

Nudel-Gemüse-Brei

Zubereitung:

25 min

Zutaten für 2 Portionen:

100 g Nudeln

1 Zucchini

1 Tomate

½ Lauchzwiebel

50 g passierte Tomaten

1. Kochen Sie die Nudeln nach Packungsanleitung.
2. Die Zucchini muss geschält, entkernt und kleingeschnitten werden.
3. Die Lauchzwiebel fein hacken und die Tomate vierteln.
4. In einer Pfanne mit etwas Öl garen Sie nun die Zucchini und die Lauchzwiebel für ca. 5-7 min. Die letzten 2 min. geben Sie die Tomaten hinzu.
5. Zucchini, Lauchzwiebel, Tomate zusammen mit den passierten Tomaten in eine Schüssel geben und pürieren.
6. Die Nudeln und etwas Öl untermischen und fertig ist ein leckeres Menü für kleine Genießer.

Butternusskürbis mit Lachsfilet

Zubereitung:

25 min

Zutaten für 2 Portionen:

½ Butternusskürbis

2 Lachsfilets

1 Apfel

2 Kartoffeln

1 TL Butter

1. Beginnen Sie damit, das Obst und Gemüse zu schälen, zu entkernen und kleinzuschneiden.
2. Der Kürbis, der Apfel und die Kartoffeln werden in einem Topf mit Wasser gargekocht.
3. Die Lachsfilets werden in einem separaten Topf in etwas Butter gedünstet.
4. Zum Schluss werden alle Zutaten zu einem Brei püriert und mit einem Löffel Öl verfeinert.

Mangold-Blumenkohl-Brei mit Couscous

Zubereitung:

25 min

Zutaten für 2 Portionen:

100 g Mangold

100 g Blumenkohl

50 g Couscous

1 Paprika

3 EL Reismilch

1. Nehmen Sie den Mangold und dünsten Sie ihn in einer Pfanne mit etwas Öl kurz an.
2. Der Blumenkohl wird zerpflückt und 5 min gekocht.
3. Die Paprika währenddessen entkernen, klein schneiden und nach den 5 min dem Blumenkohl hinzugeben.
4. Beides zusammen weitere 10 min köcheln lassen.
5. Der Couscous wird mit heißem Wasser übergossen und quellen gelassen.
6. Zuletzt alle Zutaten vermischen, etwas Öl zugeben, einmal kurz pürieren und fertig ist ein leckerer Brei.

Brokkoli-Fenchel-Brei mit Lamm

Zubereitung:

25 min

Zutaten für 2 Portionen:

150 g Brokkoli

1 Fenchelknolle

120 g Lammfleisch

2 EL Apfelsaft

1. Zupfen Sie die Brokkoli-Röschen ab und kochen Sie sie in etwas Wasser gar.
2. Die Fenchelknolle wird klein geschnitten und zum Brokkoli gegeben. Beides sollte ungefähr 10 min köcheln.
3. Das Lammfleisch wird in einem Topf separat gegart.
4. Ist alles gar, vermischt man es und püriert es mit etwas Apfelsaft zum Brei.
5. Vor dem Verzehr einen Löffel Öl hinzufügen.

Melonen-Zwieback-Brei

Zubereitung:

5 min

Zutaten für 2 Portionen:

4 Scheiben Zwieback

200 g Melone

Etwas Öl

1. Zerbröseln Sie den Zwieback und löffeln Sie das Fruchtfleisch aus der Melone.
2. Beides verrühren Sie nun miteinander und verfeinern es mit etwas Öl.
3. Fertig ist ein leckerer Snack!

Himbeer-Apfel-Brei mit Grieß

Zubereitung:

20 min

Zutaten für 2 Portionen:

100 g Himbeeren

2 Äpfel

100 g Grieß

50 ml Mandelmilch

1. Schälen, entkernen und schneiden Sie die Äpfel klein.
2. Waschen Sie die Himbeeren und mischen Sie diese unter die Äpfel.
3. Kochen Sie die Milch auf und geben Sie den Grieß hinein.
4. Lassen Sie ihn kurz köcheln und stellen Sie ihn dann vom Herd. Der Grieß kann noch 5 min quellen.
5. Pürieren Sie die Früchte und mischen diese unter den Grieß.

Möhren-Polenta mit Hähnchenfleisch

Zubereitung:
25 min

Zutaten für 2 Portionen:
2 Möhren
300 ml Reismilch
3 EL Maisgrieß
80 ml Wasser
100 g Hähnchenfleisch

1. Waschen, schälen und raspeln Sie zunächst die Möhren.
2. Nehmen Sie einen Topf, geben Sie Wasser hinein und lassen Sie es aufkochen.
3. Fügen Sie nun die Möhren hinzu und lassen Sie den Maisgrieß hineinrieseln.
4. Nachdem etwas Wasser verdampft ist, geben Sie die Reismilch hinzu.
5. Unter ständigem Rühren kochen Sie alles kurz auf und nehmen es dann vom Herd.
6. Lassen Sie den Grieß kurz aufquellen und pürieren Sie anschließend alles.
7. Dünsten Sie das Hähnchenfleisch in einem Topf oder braten es kurz in einer Pfanne mit Öl an.
8. Zerrupfen Sie es oder pürieren Sie es gleich mit.
9. Etwas Öl zufügen, fertig!

Linsenpüree mit Rindfleisch

Zubereitung:
30 min

Zutaten für 2 Portionen:
150 g Linsen (rote)
1 Paprika
1 Möhre
1 Kartoffel
80 g Rindfleisch

1. Waschen Sie die Linsen ab und kochen Sie diese in etwas Wasser 5-10 min.
2. Die Möhre und die Kartoffel werden geschält und klein geschnitten. Die Paprika muss entkernt und ebenfalls klein geschnitten werden. Fügen Sie das Gemüse den Linsen hinzu und kochen Sie es weitere 10 min.
3. Das Rindfleisch kann in einem Topf gedünstet werden. Nach 15 min sollte dies gar sein.
4. Zuletzt geben Sie alles in eine Schüssel und pürieren es mit etwas Öl fein.

Zucchini-Risotto mit Käse

Zubereitung:

25 min

Zutaten für 2 Portionen:

50 g Risotto Reis

80 g Zucchini

2 EL Olivenöl

100 ml Wasser

20 g Hartkäse

1. Als erstes geben Sie den Risotto Reis in einen Topf mit Öl und rühren ihn solange, bis er etwas brauner wird.
2. Danach schütten Sie das Wasser hinein und lassen es 12 min köcheln.
3. Währenddessen schneiden Sie die Zucchini klein und geben diese anschließend mit in den Topf.
4. Alles zusammen muss weitere 5 min kochen.
5. Ist alles gar, wird es noch zusammen mit dem Hartkäse püriert und kann dann verzehrt werden.

Birnen-Hähnchen-Püree

Zubereitung:

30 min

Zutaten für 5 Portionen:

2 Hähnchenbrustfilets

2 Birnen

1 Süßkartoffel

1 Zucchini

500 ml Gemüsesud

1. Als erstes schälen und schneiden Sie die Birnen und die Süßkartoffel.
2. Die Zucchini wird geschält, entkernt und in Stücke geschnitten.
3. In einem Topf bringt man den Gemüsesud zum Kochen.
4. Dann geben Sie die Hähnchenbrustfilets dazu und lassen alles 10 min köcheln.
5. Anschließend kommen Birne, Zucchini und Süßkartoffel noch in den Topf.
6. Nach 15 min sollten alle Zutaten gar sein.
7. Zuletzt nur noch pürieren, mit etwas Öl verfeinern und genießen!

Hirse-Pastinaken-Brei mit Dinkel

Zubereitung:

35 min

Zutaten für 2 Portionen:

1 Pastinake

100 g Hirseflocken

100 g Dinkelflocken

150 ml Wasser

1. Zu Beginn schälen Sie die Pastinake und schneiden Sie sie in Würfel.
2. In einem Topf mit etwas Wasser dampfen sie diese gar.
3. Nach 30 min sollte sie fertig sein, woraufhin Sie diese dann pürieren.
4. Geben Sie nun die Hirse- und die Dinkelflocken hinzu und lassen Sie sie in dem Brei quellen.
5. Schütten Sie etwas Wasser hinzu, damit der Brei nicht zu dick wird.
6. Vor dem Verzehr geben Sie noch etwas Öl hinzu, fertig!

Bohnen-Kartoffel-Brei mit Lamm

Zubereitung:

25 min

Zutaten für 2 Portionen:

1 Stück Lammfleisch

100 g Bohnen

2 Kartoffeln

Etwas Apfelsaft

1. Waschen Sie das Lammfleisch und tupfen Sie es anschließend trocken.
2. Geben Sie die Bohnen in einen Topf mit Wasser und kochen Sie diese 5 min.
3. Schälen Sie währenddessen die Kartoffeln, schneiden Sie sie in Stücke und geben sie dann den Bohnen hinzu.
4. Lassen Sie beides weitere 15 min kochen.
5. Das Lammfleisch können Sie parallel in einem Topf mit Wasser garen.
6. Ist alles fertig pürieren Sie es oder quetschen es klein und geben dann etwas Apfelsaft und Öl hinzu. Voila!

Papaya-Melonen-Brei mit Hafer

Zubereitung:

10 min

Zutaten für 2 Portionen:

1 Papaya

1 Honigmelone

100 g Haferflocken

100 ml Milch oder Wasser

1 EL Bio-Orangensaft

1. Schälen Sie die Papaya und die Melone.
2. Löffeln Sie die Kerne raus und schneiden beides in kleine Stücke.
3. Pürieren Sie es mit dem Orangensaft zu einem Brei.
4. Die Haferflocken übergießen Sie mit lauwarmer Milch oder auch Wasser.
5. Vermischen Sie die Flocken mit dem Fruchtbrei und fertig ist ein leckerer, frischer Obst-Brei!

Basilikum-Tomatensuppe

Zubereitung:

30 min

Zutaten für 500 ml Suppe:

2 Möhren

250 g Tomaten aus der Dose oder frische Tomaten

2 Kartoffeln

5 Basilikumblätter

½ Zwiebel

250 ml Wasser oder Gemüsesud

1. Schälen und schneiden Sie zunächst die Kartoffeln und Möhren.
2. Geben Sie diese in das Wasser oder den Gemüsesud und kochen es 15 min gar.
3. Anschließend geben Sie die Zwiebel, die Sie bereits fein gehackt haben, und die Tomaten hinzu.
4. Pürieren Sie alles zu einer feinen Suppe und lassen es weitere 10 min mit den Basilikumblättern darin köcheln.
5. Zuletzt nochmal alles fein pürieren, etwas Öl zufügen und die Suppe mit etwas Reis oder auch pur genießen!

Brot-Früchte-Brei

Zubereitung:

10 min

Zutaten für 2 Portionen:

2 Scheiben Roggenbrot

1 TL Butter

100 ml Wasser

1 Birne

1 Apfel

1 Banane

1. Kochen Sie das Wasser auf und geben Sie es über das Brot.
2. Hinzu kommt die Butter, damit alles gut einziehen kann.
3. Die Früchte werden geschält, entkernt und gerieben oder gequetscht.
4. Zuletzt wird alles gut vermischt und am besten zum Frühstück direkt vernascht.

Tipp:

Anstatt Wasser kann man hier auch gut Mandelmilch nehmen. Schmeckt sehr lecker und ist für die Kleinsten ein wahrer Gaumenschmaus, der gut sättigt!

Ratatouille-Kinderpfanne

Zubereitung:

20 min

Zutaten für 2 Portionen:

1 rote und 1 gelbe Paprika

1 Aubergine

1 Zucchini

2 Tomaten

1 Zwiebel

2 EL Tomatenmark

Etwas Reis als Beilage

1. Schneiden Sie die Paprika, Zucchini, Aubergine, Tomaten und die Zwiebel klein und legen Sie alles beiseite.
2. Rühren Sie nun das Tomatenmark ein und vermengen es mit dem Gemüse.
3. In einer Pfanne oder im Backofen schmoren Sie das Ganze für 15 Minuten.
4. Anschließend kurz durchpürieren.
5. Den Reis kochen Sie währenddessen nach Anleitung und servieren ihn als Beilage. Lecker!

Spinat-Couscous mit Kokosmilch

Zubereitung:
20 min

Zutaten für 5 Portionen:
200 g Couscous
1 Zwiebel
200 g Spinat
100 ml Kokosmilch
Etwas Koriander

1. Lassen Sie als erstes den Couscous in einer Schüssel über einem warmen Wasserbad quellen.
2. Schneiden Sie das Gemüse klein.
3. Geben Sie die Zwiebel und den gehackten Spinat dem Couscous hinzu und rühren Sie alles gut um.
4. Mischen Sie nun etwas Kokosmilch mit dem Koriander zusammen und gießen es in die Couscous-Mischung.
5. Gerne können Sie das Gemüse vorher noch pürieren.
6. Bitte etwas Öl nicht vergessen!

Champignon-Frischkäse-Brei

Zubereitung:
25 min

Zutaten für 2 Portionen:
2 Kartoffeln
1 EL Butter
200 g Champignons
Etwas Majoran
125 g Doppelrahm Frischkäse mit Kräutern

1. Schälen und schneiden Sie die Kartoffeln in kleine Stücke.
2. Die Champignons werden geputzt und ebenfalls klein geschnitten.
3. Erhitzen Sie die Butter in einer Pfanne und schmoren Sie darin die Champignons.
4. Währenddessen kochen Sie die Kartoffeln in einem Topf mit Wasser gar.
5. Verrühren Sie den Frischkäse mit etwas Majoran und geben ihn dann den Champignons hinzu.
6. Pürieren Sie es kurz durch.
7. Zuletzt vermischen Sie den Champignon-Brei mit den Kartoffeln und quetschen alles fein, fertig!

Fruchtige Suppe mit Kürbis und Ingwer

Zubereitung:

50 min

Zutaten für 500 ml Suppe:

1 Hokkaido Kürbis

2 Süßkartoffeln

1 Bund Möhren

1 Zwiebel

200 ml Kokosmilch

300 ml Wasser

1 Stück Ingwer

50 ml Gemüsesud

1. Zunächst wird der Kürbis entkernt und danach in kleine Stücke geschnitten.
2. Auch die Möhren und Süßkartoffeln müssen geschält und geschnitten werden.
3. Die Schale darf am Kürbis bleiben.
4. Den Ingwer und die Zwiebel schälen und klein hacken.
5. In einem Topf mit etwas Öl dampfen Sie nun die Zwiebel und den Ingwer kurz an.
6. Der Kürbis, die Kartoffeln und Möhren werden dann hinzugegeben.
7. Nehmen Sie nun das Wasser und gießen alles damit auf.
8. Rühren Sie den Gemüsesud ein und lassen Sie die Suppe ungefähr 40 Minuten köcheln.
9. Ist das Gemüse weich, pürieren Sie die Suppe gut durch.
10. Fügen Sie zuletzt die Kokosmilch und etwas Öl hinzu und rühren alles nochmals gut um.

Fertig ist eine leckere Hauptspeise!

Auberginen-Käse-Brei

Zubereitung:

20 min

Zutaten für 2 Portionen:

2 Auberginen

200 g Hüttenkäse

2 Tomaten

Etwas Öl

1. Schälen, entkernen und schneiden Sie die Auberginen.
2. Die Tomaten werden geviertelt.
3. In einer Pfanne mit etwas Öl werden die Auberginen nun kurz gegart.
4. Später fügen Sie noch die Tomaten kurz hinzu.
5. Danach können Sie das Gemüse pürieren. Geben Sie dabei einen TL Rapsöl hinzu.
6. Den Hüttenkäse quetschen Sie weich und geben ihn unter den Brei. Fertig!

Baby Chili con Carne

Zubereitung:

30 min

Zutaten für 5 Portionen:

150 g Hackfleisch (Schwein oder Rind)

1 p. passierte Tomaten

1 Paprika

50 g Kidneybohnen

100 ml Kokosmilch

1. Kochen oder braten Sie zunächst das Hackfleisch gut durch.
2. Schneiden und entkernen Sie die Paprika und geben es dem Hackfleisch hinzu.
3. Pürieren Sie beides, nachdem es gar ist.
4. Geben Sie danach die Bohnen, die passierten Tomaten und die Kokosmilch hinzu.
5. Rühren Sie alles gut um und kochen gegebenenfalls noch eine kleine Portion Reis dazu.

Lecker!

Kohlrabi-Fisch-Brei

Zubereitung:

20 min

Zutaten für 1 Portion:

½ Kohlrabi

1 Kartoffel

100 ml Wasser

1 Lachsfilet

2 EL Apfelsaft

Etwas Petersilie

1. Als erstes schälen Sie die Kohlrabi und die Kartoffel und schneiden diese in kleine Stücke.
2. Kochen Sie das Gemüse in einem Topf mit Wasser 5 min.
3. Waschen Sie währenddessen den Lachs und tupfen ihn trocken.
4. Geben Sie ihn zu dem Gemüse in den Topf und lassen alles weitere 10 min köcheln.
5. Anschließend nur noch pürieren oder quetschen, etwas Apfelsaft, Öl und Petersilie hinzugeben und fertig ist ein schnelles, einfaches Gericht!

Steckrüben-Blumenkohl-Brei mit Pute

Zubereitung:

20 min

Zutaten für 2 Portionen:

1 Steckrübe

5 Blumenkohlröschen

1 Kartoffel

1 Putenfilet

1 EL Haferflocken

1 EL Apfelsaft

1. Als erstes schälen Sie die Kartoffel und die Steckrübe und schneiden beides in kleine Stücke.
2. Die Kartoffel wird mit den Blumenkohlröschen in einem Topf mit etwas Wasser gegart.
3. Die Steckrübe wird in einer Pfanne mit etwas Öl gedünstet.
4. Alles benötigt ungefähr 10 min, bis es gar ist.
5. Anschließend geben Sie die Haferflocken zu den Steckrüben und etwas Apfelsaft.
6. Das Putenfilet können Sie mit den Rüben dünsten oder mit dem Gemüse garen.
7. Zuletzt wird alles gequetscht oder feinpüriert und mit etwas Öl vor dem Servieren verfeinert.

Spinat-Erbsen-Püree mit Rindfleisch

Zubereitung:

15 min

Zutaten für 5 Portionen:

100 g Spinat

200 g Erbsen

100 g Rinderhackfleisch

1 EL Bio-Orangensaft

1 TL Öl

1 Süßkartoffel

1. Nehmen Sie einen Topf mit Wasser und kochen Sie darin den Spinat und die Erbsen gar.
2. Das Rinderhackfleisch wird in einer Pfanne mit etwas Öl angebraten.
3. Die Süßkartoffel wird geschält und klein geschnitten.
4. Anschließend wird diese mit dem Hackfleisch 10 min gedünstet.
5. Mit etwas Orangensaft kann man das Gericht nun pürieren oder einfach gut durchquetschen. Voila!

5 leckere und einfache Rezepte für kleine Genießer

Möhrenkekse

Zubereitung:

20 min

Zutaten für ca. 15 Kekse:

4 EL Möhren püriert

5 EL Mehl (Dinkel oder Roggen)

3 EL Haferflocken

1 EL Zitronensaft

2 EL Butter

1. Nehmen Sie eine Schüssel und vermischen Sie darin alle Zutaten. Kneten Sie alles zu einem glatten Teig zusammen.
2. Rollen Sie den Teig danach aus und stechen Sie Kekse daraus.
3. Verteilen Sie diese auf einem Backblech und backen Sie sie für 15 min bei 180 °C.

Apfelpfannkuchen

Zubereitung:

45 min

Zutaten für ca. 10 Pfannkuchen:

130 g Dinkelmehl

100 ml Mandelmilch

200 ml Wasser

1 Eiweiß

4 Äpfel

1. Verquirlen Sie als erstes das Mehl mit der Milch, den Eiern und dem Wasser. Lassen Sie alles für 15 min gehen.
2. Währenddessen schälen und entkernen Sie die Äpfel. Reiben Sie diese in eine Schüssel.
3. Ist der Teig nach 15 min gequollen, geben Sie die Äpfel hinzu, verrühren alles nochmal gut und backen daraus leckere Pfannkuchen!

Schmackhafte Babybrötchen

Zubereitung:

60 min

Zutaten für ca. 10 Brötchen:

200 ml Möhrensaft

500 g Dinkelmehl

1 p. Hefe

1. Geben Sie den Möhrensaft in einen Topf und erwärmen Sie ihn darin.
2. Danach geben Sie die Hefe hinzu und warten, bis sie sich aufgelöst hat.
3. Rühren Sie anschließend etwas Mehl ein, bis sich der Teig vom Rand des Topfes löst.
4. Anschließend decken Sie den Topf ab, nehmen ihn vom Herd und lassen ihn ca. 45 min gehen.
5. Formen Sie dann kleine Brötchen daraus und verteilen diese auf einem Backblech.
6. Bei 170 °C benötigen sie ca. 15 min, um fluffig frisch zu werden.

Apfelküchlein für die Kleinsten

Zubereitung:

20 min

Zutaten für ca. 10 Apfelküchlein:

3 Äpfel

2 Eigelb

50 g Mehl

1 TL Zitronensaft

1TL Apfelsaft

1. Schälen und entkernen Sie die Äpfel.
2. Reiben Sie diese in eine Schüssel.
3. Geben Sie dann alle anderen Zutaten hinzu und verrühren es zu einem glatten Teig.
4. Füllen Sie den Teig in kleine Muffinförmchen und backen Sie diese für 15 min bei 175 °C.
5. Schnell, einfach und sehr lecker für die Kleinsten!

Bananenbrot

Zubereitung:

60 min

Zutaten für 1 Bananenbrot:

3 reife Bananen

200 g Roggenmehl

1 p. Backpulver

2 Eier

1 Apfel gerieben

1. Die Bananen werden geschält und anschließend gequetscht.
2. Nehmen Sie eine Schüssel, geben Sie alle Zutaten hinein und verrühren Sie sie zu einem Teig.
3. Füllen Sie diesen in eine Kastenform und backen ihn für 45 min bei 180 °C.
4. Gut auskühlen lassen, bevor Sie es pur oder mit einem leckeren Aufstrich anbieten!

Tipp:

Der Apfel kann durch Öl ersetzt werden. Im Bananenbrot wird der Apfel gerne als Öl-Ersatz genutzt, da er gesünder ist.

35 einfache Rezepte vom 10. – 12. Lebensmonat

Rote-Bete-Brei

Zubereitung:
15 min

Zutaten für 2 Portionen:
2 Kartoffeln
2 EL Bio Orangensaft
120 g Rote Bete
1 TL Rapsöl

1. Schälen Sie zunächst die Kartoffeln und bereiten Sie die Rote Bete vor.
2. Würfeln Sie beides und geben es in einen Topf mit Wasser.
3. Auf mittlerer Stufe wird das Gemüse nun 10 min gekocht. Zwischendurch geben Sie den Orangensaft hinein.
4. Anschließend wird alles mit einem TL Rapsöl verfeinert und püriert.
5. Fertig!

Tipp:

Aufgrund des hohen Nitratgehalts in der Roten Bete darf diese nur in Maßen gefüttert werden und sollte höchstens alle zwei Wochen einmal auf dem Speiseplan stehen.

Baby Carbonara

Zubereitung:

25 min

Zutaten für 2 Portionen:

100 g Nudeln

2 Scheiben gekochter Schinken

3 EL Creme Fraiche

1 EL Basilikum

1 Zucchini

Etwas Gemüsesud

1. Als erstes wird die Zucchini geschält, entkernt und in sehr feine Würfel geschnitten.
2. In einer Pfanne mit etwas Öl und Wasser schwitzt man diese zunächst an.
3. Die Nudeln werden währenddessen laut Packungsanleitung gargekocht.
4. Schneiden Sie den Kochschinken sehr fein und geben Sie ihn zur Zucchini.
5. Auch die Creme Fraiche kommt nun hinein und alles wird mit etwas Basilikum bestreut.
6. Bei Bedarf kann die Sauce nun etwas püriert werden.
7. In dem Alter können Kinder, die bereits Zähne besitzen, es aber auch schon so kauen.
8. Dann werden die Nudeln klein geschnitten, mit der Sauce vermischt und eine leckere Carbonara ist fertig!

Fruchtiger Apfelaufstrich für das erste richtige Frühstück

Zubereitung:

5 min

Zutaten für 80 g Aufstrich:

2 Möhren

80 g Frischkäse Natur

3 EL Apfelsaft

1. Zunächst beginnen Sie, die Möhren zu schälen und fein zu raspeln.
2. Anschließend rühren Sie den Frischkäse cremig und geben die Möhren hinzu.
3. Verfeinern Sie alles mit dem Apfelsaft und fertig ist ein leckerer Brotaufstrich für die Kleinsten!

Spinat-Kokos-Curry

Zubereitung:

15 min

Zutaten für 5 Portionen:

450 g Blattspinat

380 g Kokosmilch

2 TL Currypaste oder Currypulver

1 TL Zitronenschale

1. Bereiten Sie den Spinat in einem Topf zu.
2. Währenddessen heizen Sie eine Pfanne leicht an und geben die Currypaste oder etwas Pulver und die Kokosmilch hinein und verrühren es, bis eine Sauce entsteht.
3. Geben Sie dann den fertigen Spinat hinzu und lassen es ein paar Minuten köcheln.
4. Fügen Sie zuletzt die Zitronenschale hinzu und pürieren oder quetschen es fein.

Frischer Gemüseeintopf

Zubereitung:
20 min

Zutaten für 200 ml Eintopf:
200 g Möhren
1 Kohlrabi
1 Zwiebel
2 EL Öl
100 ml Gemüsesud
150 g Erbsen
100 g Nudeln
Etwas Petersilie

1. Schälen und schneiden Sie das Gemüse in mundgerechte Stücke.
2. Erhitzen Sie das Öl in einem Topf und dünsten Sie darin zunächst die Zwiebeln kurz an.
3. Geben Sie anschließend den Gemüsesud hinzu und lassen es aufkochen.
4. Danach fügen Sie das restliche Gemüse hinzu und lassen alles für 8-10 Minuten garen.
5. Die Nudeln kochen Sie währenddessen in einem anderen Topf laut Packungsanleitung.
6. Zum Schluss geben Sie die Nudeln der Brühe hinzu und verfeinern alles mit etwas Petersilie.
7. Ist das Gemüse noch zu grob für die Kleinen, kann man es sehr gut pürieren!

Brokkoli-Mais-Reis-Pfanne

Zubereitung:

25 min

Zutaten für 5 Portionen:

200 g Vollkornreis

100 g Brokkoli

1 Dose Mais

1 Dose Erbsen

Nach Bedarf ein Stück Hähnchenbrustfilet

2 EL Öl

50 ml Gemüsesud

1. Kochen Sie den Reis nach Packungsangabe und den Brokkoli für ungefähr 10 Minuten in Salzwasser.
2. Gießen Sie den Mais und die Erbsen ab und stellen Sie beides zunächst zur Seite.
3. Möchten Sie etwas Fleisch hinzugeben, waschen Sie das Hähnchenbrustfilet ab und tupfen Sie es trocken. Schneiden Sie es in kleine Stücke und braten Sie es in einer Pfanne kurz an.
4. Geben Sie danach den Mais und die Erbsen hinzu und dünsten Sie diese mit an.
5. Löschen Sie es mit dem Gemüsesud ab und lassen Sie es für 3 Minuten köcheln.
6. Geben Sie zuletzt den Reis noch hinzu und fertig ist eine leckere Reispfanne für die Kleinsten!
7. Bei Bedarf einfach kurz anpürieren.

Möhren-Risotto mit Käse

Zubereitung:

30 min

Zutaten für 2 Portionen:

120 g ungesüßten Milchreis

2 Möhren

1 EL Olivenöl

2 EL Tomatenmark

200 ml Wasser

1 TL Gemüsesud

2 EL fettarmen geriebenen Käse

1. Schälen und schneiden Sie die Möhren zunächst in kleine Stücke.
2. Erhitzen Sie das Olivenöl in einer Pfanne und geben Sie die Möhren hinzu.
3. Dünsten Sie die Möhren kurz an und füllen dann den Reis hinzu.
4. Schütten Sie das Wasser hinterher und lassen Sie die Mischung köcheln.
5. Geben Sie währenddessen das Tomatenmark und den Gemüsesud dazu.
6. Lassen Sie alles zusammen bei ständigem Rühren ungefähr 15 – 20 Minuten köcheln. Sind der Reis und die Möhren weichgekocht, nehmen Sie die Pfanne vom Herd und geben den Käse hinzu.
7. Rühren Sie alles nochmal gut um und freuen Sie sich auf ein leckeres Gericht für Groß und Klein!

Thunfischsauce mit Kartoffeln und Gemüse

Zubereitung:

20 min

Zutaten für 1 Portion:

1 Kartoffel

2 Brokkoli-Röschen

50 g Thunfisch

50 ml Sojamilch

1 EL Apfelsaft

1. Schälen und schneiden Sie die Kartoffel klein.
2. Kochen Sie diese gemeinsam mit dem Brokkoli in einem Topf mit Wasser gar.
3. Der Thunfisch wird mit einer Gabel gequetscht und dann mit der Sojamilch übergossen.
4. In einem Topf wird es kurz erwärmt und anschließend zu einer Sauce püriert.
5. Zuletzt kommt noch 1 EL Apfelsaft hinzu und alles wird zu einem Brei vermischt.

Baby Gulasch

Zubereitung:

25 min

Zutaten für 2 Portionen:

3 Kartoffeln

1 Möhre

1 p. passierte Tomaten

100 g Hackfleisch

½ Zwiebel

1 Zucchini

1. Als erstes werden die Kartoffeln und die Möhre geschält und klein geschnitten.
2. In einem Topf kochen Sie das Gemüse bissfest.
3. Die Zwiebel und Zucchini werden geschält und gewürfelt.
4. Anschließend wird beides in einer Pfanne mit etwas Öl angedünstet.
5. Ist die Zucchini weich, gibt man das Hackfleisch und die Tomaten hinzu.
6. Ca. 7 min muss alles nun köcheln.
7. Die Kartoffeln und Möhren werden etwas gequetscht und dann unter die Hackfleisch-Mischung gerührt. Fertig!

Couscous-Obst-Brei

Zubereitung:

15 min

Zutaten für 5 Portionen:

150 g Couscous

1 Apfel

1Birne

1 Banane

1 Mango

50 g Beeren Mix

3 EL Apfelsaft

1. Beginnen Sie damit, den Couscous mit Wasser zu übergießen und Quellen zu lassen.
2. Schälen, entkernen und schneiden Sie das Obst in mundgerechte, kleine Stücke.
3. Bei Bedarf können diese auch püriert werden.
4. Ist der Couscous gar, vermischen Sie nun alle Zutaten miteinander und geben den Apfelsaft hinzu.
5. Fertig ist ein fruchtiger Brei für morgens oder auch zwischendurch!

Quinoa-Hühnchen-Pfanne

Zubereitung:
25 min

Zutaten für 2 Portionen:
1 Hähnchenbrustfilet
150 g Quinoa
1 Paprika
50 ml Kokosmilch
1 Möhre
1 EL Bio-Orangensaft

1. Waschen Sie das Fleisch gut ab und tupfen Sie es trocken.
2. Schneiden Sie es in kleine, mundgerechte Stücke und braten Sie es in einer Pfanne mit etwas Öl an.
3. Der Quinoa wird in heißem Wasser währenddessen quellen gelassen.
4. Die Paprika und die Möhre werden geschält und kleingeraspelt.
5. Zuletzt werden alle Zutaten in der Pfanne miteinander vermischt, etwas Kokosmilch hinzugefügt und mit einem Löffel Orangensaft abgeschmeckt. Lecker!

Kürbisrahm mit Gnocchi und Süßkartoffel

Zubereitung:

25 min

Zutaten für 2 Portionen:

½ Hokkaidokürbis

100 g Gnocchi

1 Süßkartoffel

100 ml Kokosmilch oder Reismilch

Etwas Petersilie

1. Den Hokkaido Kürbis können Sie schälen oder ihn mit der Schale verarbeiten.
2. Schneiden Sie ihn in kleine Stücke und dünsten Sie ihn in einer Pfanne mit etwas Öl an.
3. Die Gnocchi kochen Sie laut Packungsanleitung.
4. Die Süßkartoffel wird geschält und in dünne Scheiben gehobelt.
5. Ist der Kürbis gar, geben Sie die Süßkartoffel mit der Kokosmilch mit in die Pfanne und lassen alles für 5 min köcheln.
6. Dann geben Sie die Gnocchi dazu und streuen etwas Petersilie drüber. Voila!

Fisch-Wurzelsuppe

Zubereitung:
20 min

Zutaten für 250 ml Suppe:
1 Pastinake
1 Petersilienwurzel
1 Kabeljaufilet
200 ml Gemüsesud
1 TL Schmand
2 EL Orangensaft Bio
1 TL Rapsöl

1. Schälen und schneiden Sie als erstes die Pastinake und die Petersilienwurzel.
2. In einem Topf erhitzen Sie das Öl und dünsten das Gemüse darin gut an.
3. Löschen Sie es mit dem Gemüsesud ab und lassen Sie es für 10 min köcheln.
4. Währenddessen teilen Sie den Fisch in kleine Stücke und dünsten ihn in einer separaten Pfanne kurz an.
5. Ist das Gemüse weich, geben Sie den Schmand und den Orangensaft hinzu und pürieren es durch.
6. Nur noch den Fisch hinzufügen und fertig ist eine leckere Suppe!

Tipp:

Wenn die Konsistenz zu dick ist, kann man sie mit etwas Orangensaft oder auch Wasser auflockern.

Fruchtiger Avocado-Aufstrich

Zubereitung:

10 min

Zutaten für 100 g Aufstrich:

2 Avocado

Saft einer halben Zitrone

50 g Butter

1. Halbieren Sie die Avocados, entkernen Sie diese und löffeln das Fleisch heraus.
2. In einer Schüssel wird dieses mit etwas Zitronensaft püriert.
3. Zuletzt geben Sie die Butter hinzu und mischen alles zu einem glatten Aufstrich, lecker!

Mais-Zucchini-Pfannkuchen

Zubereitung:

30 min

Zutaten für 2 Portionen:

120 g Dinkelmehl

120 g Maismehl

2 Msp. Backpulver

1 TL getrocknete Kräuter

3 Eiweiß

200 ml Sojamilch

3 EL Mineralwasser

1 kleine Zucchini

4 EL Rapsöl

4 TL Mais

100 g geriebener Gouda

1. Verquirlen Sie das Mehl mit dem Backpulver, den Kräutern, dem Eiweiß, der Sojamilch und dem Wasser.
2. Lassen Sie diesen Teig ungefähr 5 Minuten quellen.
3. Währenddessen schälen und schneiden Sie die Zucchini in dünne Scheiben.
4. Erhitzen Sie eine Pfanne mit Öl und verteilen Sie die Scheiben darin.
5. Schöpfen Sie den Teig drüber und schwenken Sie die Pfanne, bis die Scheiben bedeckt sind.
6. Bei mittlerer Hitze braten Sie die Pfannkuchen goldbraun.
7. Verteilen Sie nun etwas Mais über den Pfannkuchen und streuen Sie den Käse darüber.
8. Fertig sind leckere Mais- Zucchini-Pfannkuchen für Ihre kleinen Lieblinge.
9. Mit den ersten Zähnchen sehr leicht zu knabbern!

Falafel mit Kräutern

Zubereitung:

15 min

Zutaten für 2 Portionen:

180 g Kichererbsen

2 EL Dinkelmehl

2 Scheiben Zwieback

2 TL Petersilie

2 TL Ingwer geraspelt

2 Msp. Kreuzkümmel

1. Einfach und schnell!
2. Geben Sie alle Zutaten in eine Schüssel und pürieren diese gut durch.
3. Formen Sie den Teig zu kleinen Bällchen oder drücken Sie diese flach.
4. Braten Sie den Falafel von beiden Seiten kurz goldbraun an. Fertig!

Bircher Müsli mit Feigen

Zubereitung:
15 min

Zutaten für 2 Portionen:
10 g Butter
2 getrocknete Feigen
1 Apfel
100 ml Milch
50 ml Wasser
60 g Haferflocken
1 Banane

1. Der Apfel wird geschält, entkernt und feingerieben.
2. Die Banane wird geschält und mit einer Gabel gequetscht.
3. Die Feigen schneiden Sie in kleine Stücke und dünsten diese in der Butter in einer Pfanne kurz an.
4. Anschließend geben Sie die restlichen Zutaten, außer der Banane, hinzu und verrühren alles gut miteinander.
5. Unter ständigem Rühren erhitzen Sie das Müsli nun für 5 min bei schwacher Hitze.
6. Zuletzt nur noch mit der Banane vermischen und genießen!

Bratapfel-Brei mit Mandelmus

Zubereitung:

30 min

Zutaten für 2 Portionen:

2 Äpfel

20 g Butter

4 Scheiben Zwieback

50 ml Wasser

2 TL Mandelmus

1. Schälen, entkernen und schneiden Sie die Äpfel in kleine Stücke.
2. In einer Pfanne mit Butter schmoren Sie die Äpfel nun solange, bis sie weich sind.
3. Anschließend zerbröseln Sie den Zwieback und schütten 50 ml heißes Wasser drüber.
4. Geben Sie die Apfelstücke und das Mandelmus hinzu und verrühren Sie alles gut miteinander.
5. Bei Bedarf können Sie noch weitere Früchte hinzufügen!

Vegetarisches Baby Curry

Zubereitung:

35 min

Zutaten für 2 Portionen:

80 g Kichererbsen

80 g Linsen

1 Süßkartoffel

1 Blatt Wirsing

1 Pastinake

½ Stange Lauch

1 TL Dinkelmehl

2 EL Schmand

50 ml Kokosmilch

Etwas Kreuzkümmel

Etwas Currypulver oder Paste

1. Nutzen Sie fertige Kichererbsen.
2. Schälen Sie die Pastinake und die Süßkartoffel und schneiden Sie beide in kleine Stücke.
3. Das Wirsing Blatt wird ebenfalls klein geschnitten.
4. Gemeinsam mit den Kichererbsen und den Linsen wird alles in einem Topf für 20 min gegart.
5. Der Lauch wird in dünne Ringe geschnitten und in einer Pfanne gedünstet.
6. Nachdem er weich ist, gibt man die Kokosmilch hinzu.
7. Nun kommt auch die Pastinaken-Wirsing-Mischung zum Lauch und alles wird gut umgerührt.
8. Der Schmand wird mit Curry und Kreuzkümmel, sowie dem Mehl vermischt.
9. Diese Schmand-Mischung wird nun den restlichen Zutaten zugefügt und alles gut umgerührt.
10. Nur noch 10 min köcheln lassen und fertig ist ein leckeres Baby-Gericht!

Kaiserschmarrn mit Bananen

Zubereitung:

20 min

Zutaten für 2 Portionen:

3 Eiweiß

250 ml Mandelmilch

30 g Rosinen

1 Banane

120 g Dinkel- oder Roggenmehl

40 g Butter

1. Hacken Sie zunächst die Rosinen klein.
2. Schälen Sie die Banane und quetschen diese zusammen mit den Rosinen zu einer Masse.
3. Geben Sie nun alle anderen Zutaten hinzu und verrühren es zu einem Teig.
4. Diesen geben Sie nun in eine Pfanne und schaben ihn stetig hin und her.
5. Bei Bedarf kann man zuletzt noch kleine Bananenstückchen hinzufügen, fertig!

Mandarinen-Getreide-Milchbrei

Zubereitung:

10 min

Zutaten für 2 Portionen:

2 Mandarinen oder Clementinen

150 g Reisflocken

100 ml Milch (nach Wahl)

1 EL Bio-Orangensaft

1 Orange

1. Als erstes schälen Sie die Mandarinen und die Orange und vierteln diese.
2. Erwärmen Sie die Milch und schütten Sie sie über die Reisflocken. Lassen Sie die Mischung 5 min ziehen.
3. Anschließend schneiden Sie die Mandarinen und die Orange in sehr kleine Stücke und mischen diese unter die Reisflocken.
4. Zuletzt noch mit etwas Orangensaft abschmecken und fertig ist ein fruchtiger Getreidebrei!

Fenchel-Rosenkohl-Brei mit Kalb

Zubereitung:

25 min

Zutaten für 5 Portionen:

2 Stücke Kalbfleisch

1 Fenchelknolle

150 g Rosenkohl

2 EL Apfelsaft

2 Süßkartoffeln

1. Waschen und tupfen Sie das Fleisch zunächst ab.
2. Schneiden Sie es in kleine Stücke und braten Sie es in einer Pfanne mit Öl kurz an.
3. Die Fenchelknolle schälen Sie und raspeln diese in feine Stückchen.
4. Die Süßkartoffeln werden geschält und ebenfalls klein geschnitten.
5. In einem Topf mit Wasser können Sie das Gemüse zunächst 5 min köcheln lassen.
6. Geben Sie anschließend den Rosenkohl hinzu und lassen Sie alles für weitere 10 min köcheln.
7. Quetschen Sie alle Zutaten mit etwas Apfelsaft klein und servieren Sie Ihrem Kind ein fruchtig frisches Gericht!

Kabeljau-Pfanne mit buntem Gemüse

Zubereitung:

20 min

Zutaten für 5 Portionen:

2 Stücke Kabeljaufilet

50 g Brokkoli

50 g Spinat

1 Paprika

50 g Blumenkohl

1 Pastinake

1. Waschen Sie den Fisch und lassen Sie ihn gut trocknen.
2. Das Gemüse wird geschält, entkernt und alles in kleine Stücke geschnitten.
3. Geben Sie es in einen Topf mit etwas Wasser und dünsten Sie es darin gar.
4. Der Fisch kann entweder mit in der Pfanne gedünstet oder aber angebraten werden.
5. Zuletzt vermischen Sie alle Zutaten miteinander und schmecken es gegebenenfalls mit etwas Saft ab, fertig!

Pflaumen-Birnen-Mus

Zubereitung:

10 min

Zutaten für 2 Portionen:

6 Pflaumen

2 Birnen

2 EL Apfelsaft

½ geriebener Apfel

1. Schnell und sehr lecker!
2. Die Pflaumen und Birnen werden geschält, entkernt und klein geschnitten.
3. Anschließend pürieren Sie das Obst mit 2 EL Apfelsaft und geben den geriebenen Apfel zuletzt hinzu. Fertig!

Hühnerfrikassee für Zwerge

Zubereitung:

2 Std

Zutaten für 2 Portionen:

2 Hühnerbrüste

2 Möhren

1 Knolle Sellerie

3 Champignons

2 Stangen Spargel

2 EL Petersilie gehackt

100 g Erbsen

1,5 l Wasser

25 g Reisflocken

2 EL Rapsöl

1. Nehmen Sie als erstes die Möhren und den Sellerie und schneiden Sie beides in kleine Stücke.
2. Gemeinsam mit den ganzen Hühnerbrüsten und der Petersilie landen die Zutaten in einem Topf mit 1,5 l Wasser.
3. In 1,5 Stunden entsteht hierdurch ein leckerer Fond.
4. Anschließend holt man das Geflügel und die Zutaten heraus und gießt den Fond in einen Messbecher ab.
5. Zupfen Sie das Hähnchen in kleine Stücke.
6. Nun erhitzen Sie das Öl in einem Topf und geben die Reisflocken hinzu.
7. Rühren Sie gut um und schütten Sie immer ein bisschen Fond hinzu, sodass eine cremige Sauce entsteht.
8. Schneiden Sie die Champignons und den Spargel klein und geben Sie diese, zusammen mit dem Geflügel und den Erbsen nun in den Topf.
9. Lassen Sie es für 10 min köcheln.
10. Gerne können Sie nun noch die bereits gegarten Möhren feinschneiden und hinzugeben.
11. Alles gut umrühren und fertig ist ein leckeres Frikassee für kleine Zwerge!

Polenta-Zucchini

Zubereitung:
20 min

Zutaten für 5 Portionen:
2 Zucchini
250 g Polenta
50 g Butter
Verschiedene Kräuter nach Geschmack

1. Als erstes waschen Sie die Zucchini und schneiden diese anschließend in 1 cm dicke Scheiben.
2. Vermischen Sie die Polenta mit den Kräutern und wälzen Sie die Zucchinischeiben darin wie ein Schnitzel.
3. Lassen Sie die Butter in einer Pfanne zerlaufen und braten nun die Polenta Zucchini darin an.
4. Bei Bedarf können Sie als Beilage Kartoffeln oder auch Reis dazugeben.

Mandel-Kirsch-Mus

Zubereitung:
10 min

Zutaten für 2 Portionen:
100 g Kirschen
4 EL Naturjoghurt
2 EL Hirseflocken
2 EL Milch
2 TL Mandelmus
½ TL Zimt

1. Erwärmen Sie die Milch und gießen Sie diese über die Hirseflocken.
2. Lassen Sie es kurz aufquellen und geben Sie anschließend das Mandelmus und etwas Zimt hinzu.
3. Die Kirschen werden entkernt und kleingeschnitten und dann mit dem Joghurt und den Hirseflocken verrührt. Fertig!

Möhrensuppe mit Reis

Zubereitung:

25 min

Zutaten für 250 ml Suppe:

1 Zwiebel

6 Möhren

100 g Reis

200 ml Wasser

1. Als erstes werden die Zwiebeln geschält und kleingeschnitten.
2. Auch die Möhren werden geschält und in Würfel geschnitten.
3. In einem Topf mit etwas Öl schwitzt man zunächst die Zwiebeln kurz an.
4. Nach paar Minuten gibt man die Möhren hinzu und kippt 200 ml Wasser hinein.
5. Die Möhren benötigen nun ca. 10 min, um gar zu werden.
6. Jetzt nur noch alles gut durchpürieren und der erste Teil ist fertig.
7. Den Reis kochen Sie nach Packungsanleitung und geben ihn zuletzt nur noch der Möhrensuppe hinzu!

Dinkelnudeln mit Kohlrabi-Pesto

Zubereitung:

25 min

Zutaten für 5 Portionen:

2 Kohlrabi

2 Fenchel Knollen

300 g Dinkelnudeln

Verschiedene Kräuter

1. Schälen und schneiden Sie den Fenchel und den Kohlrabi.
2. Kochen Sie währenddessen die Nudeln nach Packungsanleitung.
3. Der Fenchel und der Kohlrabi werden in einem Topf mit etwas Wasser 15 min gegart.
4. Anschließend geben Sie die Kräuter hinzu und pürieren alles zu einem feinen Pesto.
5. Zuletzt nur noch über die Nudeln geben, vermischen und fertig ist ein leckeres Essen!

Süße Schupfnudel Pfanne

Zubereitung:

20 min

Zutaten für 2 Portionen:

100 g Schupfnudeln

1 Mango

1 Pfirsich

20 g Kokosflocken

50 ml Kokosmilch

1. Kochen Sie die Nudeln nach Packungsanleitung.
2. Schälen und entkernen Sie die Mango und den Pfirsich.
3. Schneiden Sie beides klein und pürieren Sie es zusammen mit der Kokosmilch zu einem Püree.
4. Es darf gerne noch kleine Stückchen enthalten!
5. Zuletzt vermischen Sie die Nudeln mit der fruchtigen Sauce und streuen einige Kokosflocken drüber. Fertig!

Apfel-Birnen-Ragout mit Maultaschen

Zubereitung:

25 min

Zutaten für 2 Portionen:

100 g Maultaschen (fertige oder selbstgemachte)

1 Apfel

1 Birne

Etwas Zitronensaft

100 ml Wasser

1 TL Safran

1 TL Zucker (alternativ auch Ahornsirup)

1. Kochen Sie die Maultaschen nach Packungsanleitung.
2. Schälen und entkernen Sie den Apfel und die Birne.
3. Vierteln Sie die Früchte und beträufeln Sie sie mit etwas Zitronensaft.
4. Nehmen Sie nun einen Topf und geben das Wasser und den Zucker oder alternativ den Sirup hinein.
5. Mit einem halben TL Safran verfeinern und aufkochen lassen.
6. Geben Sie nun die Früchte hinein und lassen diese für 10 min im Sud köcheln.
7. Anschließend nehmen Sie die Früchte hinaus und lassen den Sud dick aufkochen.
8. Nun quetschen oder schneiden Sie die Früchte klein und geben diese wieder mit dem restlichen Safran hinein.
9. Mit den Maultaschen vermischen und ein leckeres Kinder-Ragout genießen!

Zwergen-Paella

Zubereitung:

50 min

Zutaten für 5 Portionen:

1 Zwiebel

1 Möhre

1 Paprika

100 g Erbsen

1 Tomate

150 g Reis

100 g Mais

1 Seelachsfilet

250 ml Wasser

Etwas Zitronensaft

1 TL Kurkuma

½ TL Safran

Etwas Petersilie

2 EL Rapsöl

1. Zunächst schneiden Sie die Zwiebel in kleine Würfel und dünsten sie in einer Pfanne mit etwas Öl glasig.
2. Die Tomate wird gehäutet und klein geschnitten.
3. Die Möhre und die Paprika werden geschält, entkernt und klein geschnitten.
4. Geben Sie das gesamte Gemüse zu den Zwiebeln und dünsten es 5-10 min in der Pfanne mit.
5. Nun löschen Sie es mit dem Wasser ab und geben Kurkuma und den Reis hinzu.
6. Den Fisch bitte waschen und trocken tupfen.
7. Kleingeschnitten kann auch dieser nun mit in die Pfanne zum garen oder vorher angebraten werden.
8. Abgedeckt lassen Sie alles nun für 30 min garen.
9. Zuletzt noch mit etwas Zitronensaft abschmecken und mit Safran und Petersilie verfeinern, fertig!

Kiwi-Trauben-Müsli

Zubereitung:

10 min

Zutaten für 2 Portionen:

2 Kiwi

100 g Trauben

100 g Haferflocken oder Dinkelflocken

50 ml Milch oder Naturjoghurt

2 EL Apfelsaft

1. Schälen und schneiden Sie die Kiwi in kleine Stücke.
2. Die Trauben werden gewaschen und ebenfalls klein geschnitten.
3. Erwärmen Sie die Milch und geben Sie diese über die Haferflocken.
4. Schütten Sie anschließend den Apfelsaft hinzu und vermischen das Getreide mit den Früchten. Fertig!

Tipp:

Die Trauben sollten Sie unbedingt kleinschneiden, da sie sonst beim unzerkauten Verschlucken eine Erstickungsgefahr hervorrufen können!

Auberginen-Käse-Taler mit Süßkartoffeln

Zubereitung:

25 min

Zutaten für 2 Portionen:

2 Süßkartoffeln

50 g Gouda

1 Aubergine

1 EL Öl

50 g Brokkoli

1 EL Apfelsaft

1. Schälen Sie die Süßkartoffeln und schneiden Sie diese klein.
2. In einem Topf mit Wasser garen Sie diese zusammen mit dem Brokkoli gar.
3. Anschließend geben Sie den Apfelsaft hinzu und stampfen es gut durch.
4. Die Aubergine wird entkernt und in 1 cm dicke Scheiben geschnitten.
5. Bestreichen Sie diese mit etwas Öl und bestreuen Sie sie mit dem Käse.
6. In einer Pfanne werden die Auberginenscheiben nun angebraten.
7. Zusammen mit dem Süßkartoffel-Brokkoli-Stampf ein leckeres Gericht!

Gebackene Kürbisspalten mit Couscous und Tomatensauce

Zubereitung:
30 min

Zutaten für 2 Portionen:
120 g Couscous
½ Hokkaidokürbis
100 g passierte Tomaten
Verschiedene Kräuter
20 ml Kokosmilch
1 EL Apfelsaft
10 ml Rapsöl

1. Bereiten Sie den Couscous nach Packungsanleitung zu.
2. Schneiden Sie den Hokkaido Kürbis in kleine mundgerechte Stücke und verteilen ihn auf einem Backblech.
3. Bestreichen Sie ihn mit Öl und backen ihn anschließend für 15 min im Ofen.
4. In einem Topf erwärmen Sie die passierten Tomaten, geben die Kokosmilch und den Saft hinzu und verfeinern alles mit den verschiedenen Kräutern.
5. Zuletzt noch alles gut verrühren und den Kleinsten servieren, voila!

5 schnelle und leckere Backrezepte vom 10. – 12. Lebensmonat

Apfelmus Zipfel

Zubereitung:
30 min

Zutaten für ca. 10 Zipfel:
200 g Butter
200 g fettarmer Quark
200 g Mehl
200 g Apfelmus (alternativ auch Beeren püriert)

1. Vermischen Sie als erstes den Quark mit der Butter und dem Mehl in einer Schüssel.
2. Der Teig wird anschließend ausgerollt und in kleine Quadrate geschnitten.
3. In die Mitte jedes Quadrates geben Sie nun einen Klecks Apfelmus oder der pürierten Beeren.
4. Dann klappt man die Quadrate zu Dreiecken zusammen und verteilt sie auf dem Blech.
5. Bei 180 °C benötigen sie rund 15 min.

Tipp:
Die Zipfel sind anfangs noch recht weich. Warten Sie, bis diese abgekühlt sind, da die Kleinen sie dann besser festhalten können!

Butterkekse selbst gemacht

Zubereitung:

1,5 Std

Zutaten für ca. 30 Kekse:

75 g Butter

75 g Butterschmalz

175 g Zucker oder Sirup als Alternative

2 Eigelb

250 g Mehl

1. Vermischen Sie alle Zutaten, außer dem Eigelb, zu einem Teig.
2. Rollen Sie diesen auf einem Blech aus und stanzen daraus Formen aus.
3. Zuletzt bestreichen Sie jeden Keks mit etwas Eigelb und backen sie anschließend für 10 min bei 180 °C.

Leckerer Möhrenkuchen

Zubereitung:

50 min

Zutaten für einen Gugelhupf:

400 g Möhren

200 g Rohrzucker

200 ml Rapsöl

400 g Dinkel- oder Vollkornmehl

1 p. Backpulver

1 TL Zimt

1. Beginnen Sie damit, die Möhren zu schälen und fein zu raspeln.
2. Die restlichen Zutaten geben Sie in eine Schüssel und vermischen Sie sie zu einem glatten Teig.
3. Geben Sie dann auch die Möhren hinzu und rühren nochmal kräftig durch.
4. Füllen Sie den zähen Teig in eine Gugelhupf-Form und lassen Sie ihn für 45 min bei 180 °C im Backofen verschwinden.
5. Nur noch abkühlen lassen und fertig!

Linsenwaffeln

Zubereitung:

1,5 Std

Zutaten für ca. 10 Waffeln:

100 g Linsen

70 ml Olivenöl

2 Eier

2 TL Kreuzkümmel

100 g Weizenvollkornmehl

50 g Dinkelmehl

½ TL Backpulver

150 g Naturjoghurt

125 ml Reismilch

1. Geben Sie die Linsen in einen Topf mit Wasser und kochen Sie diese gar und pürieren Sie diese.
2. In einer Schüssel können Sie währenddessen das Olivenöl mit den Eiern verquirlen und 1 TL Kreuzkümmel hinzugeben.
3. Nun kommen die beiden Mehlsorten, das Backpulver, die Milch und der Joghurt hinzu.
4. Rühren Sie alles zu einem glatten Teig. Heben Sie zuletzt die Linsen unter.
5. In einem Waffeleisen können Sie Waffeln nun goldbraun backen und Ihren Kleinsten zum Vernaschen geben.

Birnen Klecks Kekse

Zubereitung:
15 min

Zutaten für ca. 15 Klecks Kekse:
150 g Roggenmehl
100 g Butter
100 g Birnen Dicksaft
Bei Bedarf auch 1 pürierte Birne untermischen

1. Geben Sie alle Zutaten in eine Schüssel und verrühren diese zu einem glatten Teig.
2. Nehmen Sie ein Backblech und legen es mit Backpapier aus.
3. Mit einem Löffel geben Sie den Teig nun in Form von Klecksen auf das Blech.
4. Bei 160 °C benötigen die Kleckse 15 min.

35 einfache Rezepte ab dem 12. Lebensmonat – Essen wie die Großen!

Kartoffelauflauf mit Pute

Zubereitung:

35 min

Zutaten für 4 Portionen:

550 g Kartoffeln

1 EL Butter

500 g Champignons

2 Putenbrustfilets

1 Zwiebel

1TL Majoran

125 g Doppelrahm Frischkäse mit Kräutern

1. Kochen Sie als erstes die Kartoffeln. Drücken Sie diese anschließend durch eine Presse in eine Schüssel.
2. Erhitzen Sie in einer Pfanne die Butter und geben Sie die Zwiebeln und Champignons dazu, die Sie zuvor klein geschnitten haben.
3. Das Putenfleisch wird ebenfalls kleingeschnitten und geschmort.
4. Vermischen Sie das Gemüse und das Geflügel danach mit den Kartoffeln.
5. Mischen Sie den Majoran unter und rühren es gut um.
6. In einer Auflaufform schichten Sie nun abwechselnd die Kartoffelmischung und eine Schicht Frischkäse.
7. Bei 200°C benötigt der Auflauf 20 min.

Tipp:

Gerne können Sie ihn mit etwas geriebenem Käse bestreuen!

Vegetarische Pizza

Zubereitung:

25 min

Zutaten für 1 Pizza:

1 Pizzaboden (selbstgemacht schmeckt er am besten)

100 ml passierte Tomaten

50 g Mais

2 Champignons

1 Paprika

100 g geriebener Käse

Eine Hand voll Rucola

1. Waschen, entkernen und schneiden Sie das Gemüse klein.
2. Rollen Sie den Pizzateig aus und bestreichen Sie ihn mit den passierten Tomaten.
3. Geben Sie dann alle Zutaten darauf. Den Rucola können Sie ganz lassen oder auch kleinhacken.
4. Alles noch mit dem geriebenen Käse bestreuen und für 10 min bei 200 ° C backen.

Buntes Reis-Ratatouille

Zubereitung:

30 min

Zutaten für 2 Portionen:

1 rote und gelbe Paprika

1 Aubergine

1 Zucchini

2 Tomaten

1 Zwiebel

2 Knoblauchzehen

Etwas Salz und Pfeffer

2 EL Tomatenmark

Reis nach Bedarf

1. Schneiden Sie Paprika, Zucchini, Aubergine, Tomaten und die Zwiebel klein und legen Sie alles beiseite.
2. Nun hacken Sie noch die Knoblauchzehen und würzen alles mit etwas Salz und Pfeffer.
3. Rühren Sie nun noch das Tomatenmark ein und vermengen Sie es mit dem Gemüse.
4. In einer Pfanne oder im Backofen garen Sie das Ganze für rund 15 Minuten.
5. Schmecken Sie es zuletzt mit etwas Salz und Pfeffer ab.
6. Den Reis kochen Sie parallel nach Anleitung und servieren ihn als Beilage. Lecker!

Fruchtige Tomaten-Lasagne

Zubereitung:

45 min

Zutaten für 1 Lasagne:

40 Gramm Butter

50 Gramm Mehl

400 ml Gemüsebrühe

140 ml Milch (fettarm)

Salz

Pfeffer

4 Bund Basilikum

4 EL Olivenöl

4 Tomaten

250 g Mozzarella

Lasagne Platten

60 g Gouda (gerieben)

1. Nehmen Sie einen Topf und schmelzen Sie darin die Butter.
2. Dann stellen Sie aus Mehl und Butter eine Mehlschwitze her, die Sie mit Brühe und Milch ablöschen.
3. Schmecken Sie es mit Salz und Pfeffer ab.
4. Das Basilikum wird grob gehackt und gemeinsam mit dem Öl püriert.
5. Die Tomaten schneiden Sie in Scheiben, den Mozzarella ebenso.
6. Nehmen Sie nun eine Auflaufform und fetten Sie diese ein.
7. Nun geben Sie abwechselnd die Sauce, die Lasagne-Platten, dann die Tomatenscheiben, Kräuter-Öl und Mozzarella darüber. Schichten Sie solange, bis alle Zutaten verbraucht sind. Bei 200 Grad verschwindet die Lasagne nun für 40 Minuten im Backofen.

Putenfilet mit Rote-Bete-Salat

Zubereitung:
25 min

Zutaten für 2 Portionen:
3 Stangen Staudensellerie
150g geräucherte Putenbrust, in Streifen geschnitten
300g rote Bete, gekocht
2 EL Apfelessig
3 EL Gemüsebrühe
2 TL süßer Senf
Salz und Pfeffer
1 EL Öl

1. Beginnen Sie damit, den Staudensellerie zu waschen und in dünne Scheiben zu schneiden.
2. Die Rote Bete trocken tupfen, vierteln und ebenfalls in Scheiben schneiden.
3. Vermischen Sie dann Essig mit Senf, Salz, Pfeffer und der Brühe miteinander und verarbeiten es zu einem Dressing.
4. Danach geben Sie etwas Öl dazu und rühren alles gut um.
5. Zuletzt vermengen Sie die Rote Bete mit dem Dressing, dem Sellerie und der Putenbrust.
6. Den Salat mit wenig Salz und Pfeffer abschmecken und zusammen mit den Kleinsten genießen.

Thunfisch-Omelette auf Pizza Art

Zubereitung:

25 min

Zutaten für 1 Omelette:

2 Eier

½ Dose Thunfisch

½ Zwiebel

50 g Gouda, gerieben

3 EL passierte Tomaten

2 EL Milch

1 EL Öl

Salz und Pfeffer

Oregano

1. Die Eier können Sie als erstes mit Milch, Salz und Pfeffer verquirlen.
2. Den Thunfisch lassen Sie abtropfen.
3. Die Zwiebel in feine Streifen schneiden und die passierten Tomaten mit Salz und Pfeffer abschmecken.
4. Das Öl in einer Pfanne erhitzen, die Eiermasse hineingeben und leicht stocken lassen.
5. Ist die Masse einigermaßen fest, die passierten Tomaten darauf verteilen.
6. Mit Thunfisch und Zwiebeln belegen, mit dem geriebenen Käse und Oregano bestreuen und zu Ende garen, bis die gewünschte Konsistenz erreicht und der Käse geschmolzen ist. Fertig!

Möhren-Kichererbsen-Curry für Groß und Klein

Zubereitung:
25 min

Zutaten für 2 Portionen:
2 Frühlingszwiebeln
1 EL Butter
½ Apfel
2 Möhren
1 Dose Kichererbsen
120 ml Gemüsebrühe
½ Becher Creme Fraiche
½ TL Currypulver mild
100 g Couscous
½ TL Olivenöl

1. Als erstes gießen Sie die Kichererbsen in ein Sieb ab und lassen diese gut abtropfen.
2. Währenddessen schälen und entkernen Sie den Apfel und schneiden diesen sehr klein.
3. Die Frühlingszwiebel wird in dünne Ringe geschnitten.
4. Die Möhren werden geschält und ebenfalls in dünne Scheiben geschnitten.
5. Geben Sie die Butter in eine Pfanne und dünsten Sie darin den Apfel und die Möhren mit der Frühlingszwiebel an.
6. Geben Sie danach die Kichererbsen und die restlichen Zutaten hinzu und verrühren alles gut miteinander.
7. Von der Gemüsebrühe nehmen Sie nur 50 ml!
8. Würzen Sie es mit etwas Salz (Vorsicht!) und lassen es köcheln.
9. Übergießen Sie mit der restlichen Brühe den Couscous und lassen diesen ungefähr 5 Minuten quellen.
10. Vermischen Sie zuletzt alles miteinander und servieren Sie Ihrem Kind ein leckeres Curry!

Hackfleisch-Kohl-Pfanne

Zubereitung:

40 min

Zutaten für 2 Portionen:

250 g Weißkohl

150 g Rinderhackfleisch

1 Zwiebel

2 EL Rapsöl

1 Liter Wasser

2 EL Tomatenmark

1 TL Paprikapulver

½ TL Curry

Etwas Salz und Pfeffer

1. Schneiden Sie als erstes den Kohl fein und dünsten Sie ihn glasig in einer Pfanne an.
2. Geben Sie etwas Salz und Pfeffer hinzu und stellen Sie ihn zunächst beiseite.
3. In einer weiteren Pfanne braten Sie mit dem Öl das Hackfleisch an.
4. Schneiden Sie die Zwiebel klein und geben Sie diese hinzu.
5. Danach mischen Sie den Kohl unter und geben das Wasser, das Tomatenmark und die Gewürze hinzu.
6. Abgedeckt lassen Sie alles für 25 min in der Pfanne schmoren. Fertig!

Gemüse-Rösti mit Zwergen-Dip

Zubereitung:

25 min

Zutaten für ca. 10 Stück:

500 g Butternusskürbis

200 g Kartoffeln oder Süßkartoffeln

2 Zwiebeln

1 Zucchini

4 EL Mehl

3 Eier

2 EL Rapsöl

Etwas Schnittlauch

200 g Creme Fraiche

Etwas Salz Pfeffer

1. Schälen Sie als erstes den Kürbis, die Zwiebeln und die Kartoffeln, sowie die Zucchini.
2. Schneiden Sie alles in Viertel und reiben Sie es anschließend in eine Schüssel.
3. Geben Sie dann das Mehl, die Eier und etwas Öl hinzu, um daraus einen Teig zu rühren.
4. In einer Pfanne mit Öl portionieren Sie nun, mit Hilfe eines kleinen Löffels, den Teig hinein.
5. Streichen Sie ihn flach und braten Sie die Rösti nun von beiden Seiten goldbraun an.
6. Währenddessen vermischen Sie den Schnittlauch mit der Creme Fraiche und würzen es mit wenig Pfeffer und Salz. Lecker!

Mango-Reis mit Hähnchen

Zubereitung:

25 min

Zutaten für 4 Portionen:

200 g Basmati Reis

1 Mango

1 Zwiebel

1 EL Butter

200 g Hähnchenbrustfilet

Etwas Salz und Pfeffer

100 ml Kokosmilch

1. Kochen Sie den Reis nach Packungsanleitung.
2. Schälen und entkernen Sie die Mango und schneiden Sie sie klein.
3. Schälen und schneiden Sie die Zwiebel fein.
4. In einer Pfanne erhitzen Sie die Butter und dünsten darin zunächst die Zwiebeln glasig an.
5. Geben Sie nach 2 min die Mango hinzu und dünsten Sie beides weitere 3 min.
6. In der Zwischenzeit waschen und tupfen Sie das Geflügel trocken.
7. Schneiden Sie es in kleine Stücke und geben es der Zwiebel-Mango-Mischung hinzu.
8. Wenn das Hähnchen gar ist, füllen Sie die Kokosmilch und den Reis hinein.
9. Verfeinern Sie das Gericht mit etwas Salz und Pfeffer und genießen Sie es gemeinsam mit Ihrem Schatz.

Rote Bete Suppe

Zubereitung:

25 min

Zutaten für 4 Portionen:

400 g Rote Bete

1 Zwiebel

600 ml Gemüsesud (am besten selbst anlegen)

100 ml Milch

1EL saure Sahne

2 EL Olivenöl

Etwas Salz und Pfeffer

1. Beginnen Sie damit, die Rote Bete zu schälen und gar zu kochen. Anschließend würfeln Sie diese.
2. Die Zwiebel schneiden Sie klein und geben sie in einen Topf mit etwas Öl. Darin dünsten Sie diese an.
3. Gießen Sie dann die Gemüsebrühe hinein und geben die Rote Bete hinzu.
4. Lassen Sie alles abgedeckt für 15 min köcheln.
5. Abschließend verfeinern Sie die Suppe mit etwas saurer Sahne und schäumen die Milch kurz auf, um die Suppe damit zu garnieren. Fertig!

Süßkartoffel-Fritten mit fruchtiger Guacamole

Zubereitung:
20 min

Zutaten für 3 Portionen:
4 Süßkartoffeln
5 EL Olivenöl
2 Avocado
½ Knoblauchzehe
Etwas Limettensaft

1. Schälen Sie als erstes die Süßkartoffeln und schneiden Sie diese anschließend in lange Streifen.
2. In einer Schüssel mit Olivenöl marinieren Sie die Streifen.
3. Verteilen Sie diese auf einem Backblech und backen sie für 15 min bei 180 °C.
4. Nach 10 min wenden Sie die Fritten einmal auf dem Blech.
5. Währenddessen kümmern Sie sich um die Guacamole.
6. Dafür halbieren und entkernen Sie die Avocados und löffeln das Fleisch heraus.
7. Beträufeln Sie es mit etwas Limettensaft und schmecken es mit wenig Pfeffer und Salz ab.
8. Quetschen Sie es mit einer Gabel fein und zerdrücken Sie den Knoblauch hinein.
9. Die Fritten zuletzt etwas abkühlen lassen und als Fingerfood den Kleinsten servieren.

Obst-Milchreis mit Zimt

Zubereitung:

25 min

Zutaten für 2 Portionen:

Obst nach Wahl

100 g Milchreis

300 ml Milch

1 TL Zimt

1. Kochen Sie die Milch in einem Topf auf und lassen Sie den Milchreis unter Rühren hineinrieseln.
2. Lassen Sie ihn für 15 min köcheln und rühren Sie immer wieder um, bis ein cremiger Milchreis fertig ist.
3. Währenddessen schneiden Sie das gewünschte Obst klein.
4. Zuletzt geben Sie das Obst dem Milchreis hinzu, verfeinern alles mit etwas Zimt und lassen es sich zusammen mit Ihrem Kind schmecken.

Blaubeer-Haferflocken mit Mandelmus

Zubereitung:

10 min

Zutaten für 4 Portionen:

100 g Blaubeeren

250 g Haferflocken

50 g Erdbeeren

50 g Himbeeren

2 TL Mandelmus

150 ml Milch

Etwas Minze

1. Waschen Sie die Beeren und schneiden Sie diese klein.
2. Erwärmen Sie die Milch etwas und gießen Sie sie über die Haferflocken.
3. Geben Sie das Mandelmus hinzu, damit es sich auflöst.
4. Die Minze wird gehackt oder mit einem Mörser zerkleinert.
5. Zuletzt vermischen Sie alle Zutaten miteinander und fertig ist ein leckeres Frühstück.

Nudeln mit Zwergen-Gulasch

Zubereitung:
40 min

Zutaten für 2 Portionen:
150 g Nudeln
120 g Schweinefleisch
1 Möhre
1 Zwiebel
1 EL Creme Fraiche
200 ml Gemüsebrühe
2 EL Tomatenmark
1 EL süßen Senf

1. Kochen Sie die Nudeln nach Packungsanleitung.
2. Schälen und schneiden Sie das Gemüse klein.
3. Das Fleisch schneiden Sie in sehr kleine Stücke und braten es in einer Pfanne mit Öl an.
4. Geben Sie das Gemüse und die Gemüsebrühe anschließend hinzu und lassen Sie es für 25 min schmoren.
5. Danach geben Sie das Tomatenmark, das Creme Fraiche und den süßen Senf hinzu und verrühren alles miteinander.
6. Lassen Sie es nochmal kurz aufkochen und geben Sie es dann zu den Nudeln.
7. Fertig ist ein leckeres Familienessen!

Kinder-Fisch-Pfanne

Zubereitung:

30 min

Zutaten für 5 Portionen:

500 g Kabeljaufilet

400 g Kartoffeln

120 ml Sahne

½ Zwiebel

Rosmarin

Etwas Salz und Pfeffer

1. Schälen Sie zunächst die Kartoffeln, schneiden Sie sie klein und kochen diese in etwas Salzwasser gar.
2. Die Zwiebel schneiden Sie in kleine Würfel und den Fisch in Stückchen.
3. In einer Pfanne mit Öl schmelzen Sie etwas Butter.
4. Geben Sie den Fisch und die Zwiebeln hinein und lassen es kurz garen.
5. Danach kommt die Sahne hinzu und alles wird mit Rosmarin, etwas Salz und Pfeffer verfeinert.

Bruschetta für die Kleinsten

Zubereitung:

10 min

Zutaten für 4 Portionen:

4 Scheiben Vollkorntoast

3 Tomaten

2 EL Rapsöl

Etwas Basilikum und Petersilie

1. Nehmen Sie als erstes das Toast und toasten es leicht an, damit es noch weich bleibt.
2. Schneiden Sie die Tomaten klein und vermischen diese mit dem Öl und den Gewürzen.
3. Pürieren Sie einmal kurz durch, sodass noch kleine Stücke erhalten bleiben.
4. Streichen Sie die Masse auf die Toastscheiben und schneiden Sie diese einmal durch.
5. Fertig sind leckere Bruschetta für Groß und Klein!

Tipp:

Das Toastbrot kann man auch mit etwas frischem Knoblauch bestreichen.

Porree-Schinken-Auflauf mit Süßkartoffeln

Zubereitung:

60 min

Zutaten für 5 Portionen:

4 Süßkartoffeln

500 g Porree

200 g gekochter Schinken

150 g geriebener Käse

250 ml Sahne

3 Eier

Etwas Paniermehl

Etwas Salz und Pfeffer

1. Schälen Sie die Süßkartoffeln und schneiden Sie diese in dünne Scheiben.
2. Der Porree wird geputzt, gewaschen und anschließend in Ringe geschnitten.
3. In einem Topf mit etwas Wasser wird dieser 5 min gegart.
4. Nehmen Sie eine Auflaufform und bestreichen Sie diese mit etwas Butter.
5. Streuen Sie Paniermehl hinein, damit der Auflauf nachher nicht klebt.
6. Der Kochschinken wird kleingeschnitten und mit dem Porree vermischt.
7. Auch die Süßkartoffeln kommen nun hinzu.
8. Füllen Sie die Mischung in die Form.
9. Zwischenzeitlich verrühren Sie in einer Schüssel die Sahne mit den Eiern und würzen es mit etwas Salz und Pfeffer.
10. Geben Sie die Sauce über die Süßkartoffel-Mischung und bestreuen Sie alles mit Käse.

Im Backofen wird der Auflauf bei 225 °C 40 min gebacken.

Exotische Rostbratwürstchen

Zubereitung:
15 min

Zutaten für 6 Portionen:
14 Rostbratwürstchen
eine Paprika
1 Zwiebel
1 EL Öl
1 EL Senf
etwas Pfeffer

1. Schneiden Sie die Paprika und die Zwiebel in Streifen.
2. Halbieren Sie die Würstchen und legen Sie sich alle Zutaten bereit.
3. Nun stecken Sie abwechselnd ein Stück Paprika, ein Stück Zwiebel und ein Stück Bratwurst auf den Spieß.
4. Legen Sie alle Spieße in eine Pfanne mit etwas Öl.
5. Verquirlen Sie das Öl, den Senf und etwas Wasser in einer kleinen Schüssel und würzen Sie dies mit Pfeffer.
6. Bestreichen Sie jeden Spieß damit und lassen Sie diese 8-10 Minuten garen.
7. Wenden Sie die Spieße 2-3 Mal, je nachdem wie braun sie werden sollen.

Besonders zur Grillzeit für die Kleinsten, die schon ein paar mehr Zähnchen haben, ein schönes Gericht.

Zucchini-Ei-Pfanne

Zubereitung:

15 min

Zutaten für 2 Portionen:

2 Eier

2 Frühlingszwiebeln

1 Zucchini

etwas Öl

Salz und Pfeffer

1. Schneiden Sie die Zwiebeln und die Zucchini klein und verquirlen Sie alles mit den Eiern.
2. Lassen Sie das Gemisch in der Pfanne stocken und bestreuen Sie nach Wunsch die Zucchini-Ei-Pfanne noch mit etwas Pfeffer oder Schnittlauch.

Hackfleisch-Bällchen mit Nudeln

Zubereitung:

25 min

Zutaten für 5 Portionen:

200 g Nudeln

450 g gemischtes Hackfleisch

1 Knoblauchzehe gehackt

1 Ei

1 EL Öl

70 g Käse gerieben

1 kleine Zwiebel gewürfelt

2 EL Röstzwiebeln

1 EL Estragon

3 TL Curry

3 EL Paniermehl

20 ml Sahne

100 ml passierte Tomaten

etwas Salz und Pfeffer

1. Nehmen Sie alle Zutaten, bis auf Tomaten, Sahne und Nudeln, und kneten Sie diese gut zusammen.
2. Feuchten Sie Ihre Hände an und formen Sie kleine Bällchen aus dem Hackfleisch-Curry Gemisch.
3. In einer Pfanne mit etwas Öl braten Sie die Bällchen nun durch.
4. Geben Sie zuletzt die passierten Tomaten hinzu und würzen Sie mit verschiedenen Kräutern nach. Nur noch 20 ml Sahne hinzu und fertig.
5. Währenddessen kochen Sie die Nudeln nach Packungsanleitung.
6. Zuletzt vermischen Sie alles zusammen und fertig ist ein schmackhaftes Gericht für Klein und Groß!

Kohlrabi-Eintopf

Zubereitung:

30 min

Zutaten für 500 ml Eintopf:

4 Kohlrabi

6 Kartoffeln

3 Möhren

1/2 Liter Gemüsebrühe

200 g Frischkäse mit Kräutern

200 g Mett bei Bedarf

Salz

Pfeffer

wenig Muskat

1. Wenn Sie Mett nutzen:
2. Formen Sie als erstes das Mett zu kleinen Kugeln und braten Sie es gut an.
3. Schälen Sie die Kartoffeln und schneiden Sie diese in Würfel.
4. Auch die Möhren und der Kohlrabi müssen nun geschält und in Streifen geschnitten werden.
5. Garen Sie alles gemeinsam in einem halben Liter Gemüsebrühe für ungefähr 20 Minuten in einem Topf.
6. Danach lassen Sie den Frischkäse in der Flüssigkeit zergehen und geben die Mettkugeln hinzu. Fertig!

Gnocchi-Bärlauch-Pfanne

Zubereitung:

20 min

Zutaten für 5 Portionen:

30 g Pinienkerne

100 g Bärlauch

50 g Parmesan

6 EL Olivenöl

Salz

Pfeffer

400 g Gnocchi

1. Rösten Sie als erstes die Pinienkerne in einer Pfanne an.
2. Waschen Sie den Bärlauch, trocknen Sie ihn und hacken Sie ihn zuletzt fein.
3. Reiben Sie 30 g Parmesan und mischen Sie zum Schluss alles in einem Gefäß zusammen.
4. Geben Sie etwas Olivenöl, Salz und Pfeffer und die gerösteten Pinienkerne hinzu und pürieren es mit einem Stabmixer fein.
5. Das Pesto ist nun fertig!
6. Kochen Sie nun die Gnocchi laut Packungsanleitung, bis diese gar sind.
7. Mischen Sie die Gnocchi sofort mit dem Pesto zusammen und streuen Sie den restlichen Parmesan und den Bärlauch drüber, den Sie zuvor gehackt haben. Fertig!

Champignon-Spätzle mit Petersilie

Zubereitung:

25 min

Zutaten für 5 Portionen:

200 g Champignons

25 g Butter

50 g geräucherter Schinken

600 g frische Spätzle

Salz

Pfeffer

geriebene Muskatnuss

4 Stiele Petersilie

100 g geriebener Käse

1. Putzen Sie als erstes die Champignons und schneiden Sie diese in Viertel.
2. Braten Sie die Champignons danach in einer Pfanne mit Butter an.
3. Kochen Sie die Spätzle nach Packungsanleitung und schneiden Sie währenddessen den Schinken in kleine Würfel.
4. Mischen Sie dann die Spätzle mit den Champignons und dem Schinken zusammen.
5. Braten Sie alles für 5-8 Minuten und schmecken es danach mit etwas Salz und Pfeffer, sowie Muskat ab.
6. Im Anschluss waschen Sie die Petersilie, schütteln sie trocken und hacken sie grob.
7. Geben Sie die Petersilie den Spätzlen bei und schwenken Sie alles kurz durch.
8. Zuletzt noch etwas Käse darüber streuen und genießen!

Kokos-Orangen-Quarkspeise

Zubereitung:

10 min

Zutaten für 4 Portionen:

eine halbe Orange

100 g Magerquark

50 ml Kokosmilch

20 g Kokosraspel

1 EL Kokosöl

20 g Zucker

10 g Trinkschokolade

1. Schälen Sie die Orange und zerteilen Sie diese.
2. Nehmen Sie sich eine Schüssel und verrühren Sie den Magerquark, Kokosmilch, 10 g Kokosraspeln und 15 g Zucker miteinander.
3. Dann nehmen Sie sich eine weitere Schüssel und verrühren die Trinkschokolade, 1 EL Kokosöl, 5 g Zucker und 8 g Kokosraspeln miteinander.
4. Nehmen Sie sich ein Glas und füllen Sie abwechselnd den Kokos-Quark, die Kokos-Schokolade und die Orangen hinein.
5. Oben noch etwas Kokosraspeln drauf und fertig ist eine leckere Quarkspeise für die ganze Familie!

Kinder-Nudelsalat

Zubereitung:

15 min

Zutaten für 4 Portionen:

250 g Nudeln

250 g Kirschtomaten

1 Salatgurken

1 Knoblauchzehen

1 Bund Petersilie

4 Stiele Minze

5 EL Öl

3EL heller Balsamico-Essig

Etwas Salz und Pfeffer

1. Schneiden Sie die Tomaten, die Gurke und den Knoblauch in kleine Würfel.
2. Kochen Sie die Nudeln in Salzwasser.
3. Füllen Sie 100 ml des Nudelwassers in ein Gefäß und gießen Sie den Rest mit den Nudeln ab.
4. Hacken Sie die Kräuter klein und vermengen Sie alle Zutaten in einer großen Schüssel.
5. Gießen Sie das Nudelwasser hinzu und rühren nochmal kräftig um.
6. Nur noch mit etwas Pfeffer und Salz abschmecken, voila!

Herzhafte Reis-Frikadellen

Zubereitung:

30 min

Zutaten für 4 Portionen:

120 g Langkornreis

3 Frühlingszwiebeln

40 g geriebenen Parmesan

50 g fettarmen Quark

1 Ei

20 g Mehl

Salz und Pfeffer

1. Kochen Sie als erstes den Reis nach Packungsanleitung.
2. Geben Sie ihn danach in eine Schüssel und lassen ihn gut abkühlen.
3. Schneiden Sie in der Zwischenzeit die Frühlingszwiebeln klein und rühren diese gemeinsam mit dem Parmesan unter den Reis.
4. Geben Sie den Quark, das Ei und das Mehl dazu und rühren Sie es kräftig um.
5. Würzen Sie die Mischung mit etwas Salz und Pfeffer.
6. Formen Sie aus der Masse ca. 12 „Frikadellen“ und braten diese danach bei mittlerer Hitze für 3 Minuten von jeder Seite an.
7. Die Bratlinge sind fertig und können kalt oder auch warm serviert werden!

Fruchtige Pfannkuchen

Zubereitung:

30 min

Zutaten für 2 Portionen:

zwei Eier

50 g Mehl

120 g gemahlene Nüsse

20 ml Kokosöl

150 g frische Erdbeeren

1. Rühren Sie aus den Eiern, Mehl, Nüssen und dem Kokosöl einen Teig zusammen.
2. Verteilen Sie kleine Häufchen davon in einer Pfanne mit etwas Öl und braten Sie diese an, bis Sie goldbraun werden.
3. Waschen Sie in der Zwischenzeit die Erdbeeren und halbieren Sie diese.
4. Erwärmen Sie die Erdbeeren in einem kleinen Topf mit etwas Wasser.
5. Gerne dürfen diese im Topf zerlaufen!
6. Holen Sie die Pfannkuchen aus der Pfanne und geben Sie auf jedes einzelne etwas „Erdbeersauce“ drüber.

Blätterteig-Taschen für Klein und Groß

Zubereitung:
30 min

Zutaten für 4 Portionen:
1 Rolle Blätterteig
200 g Thunfisch, Schinken, Käse nach Bedarf
150 g Creme Fraiche
1 Eigelb
1 EL Schnittlauch
Salz und Pfeffer

1. Rollen Sie als erstes den Blätterteig aus.
2. Nehmen Sie eine Schüssel und vermengen Sie darin die gewählten Zutaten für die Füllung.
3. Geben Sie Schnittlauch, Creme Fraiche und das Eigelb hinzu und würzen alles mit etwas Salz und Pfeffer.
4. Geben Sie nun alles auf eine Hälfte des Blätterteigs und klappen diesen dann zusammen.
5. Schneiden Sie Taschen daraus und backen alles für 20 Minuten bei 180 °C Grad im Backofen.

Couscous-Kichererbsen-Salat

Zubereitung:
25 min

Zutaten für 4 Portionen:
1 Paprika
1 Dose Kichererbsen
2 Tomaten
1 Gurke
200 g Couscous
2 TL Olivenöl
Salz und Pfeffer

1. Waschen und schneiden Sie die Tomaten, die Gurke und die Paprika in kleine Stücke.
2. Geben Sie den Couscous in eine Schüssel und übergießen ihn mit kochendem Wasser.
3. Lassen Sie ihn aufquellen und decken ihn dabei am besten ab.
4. Sieben Sie nun die Kichererbsen aus der Dose ab und waschen Sie sie kurz unter kaltem Wasser.
5. Geben Sie anschließend alle Zutaten dem Couscous hinzu und verrühren den Salat. Fertig!

Mais-Speck-Suppe

Zubereitung:

25 min

Zutaten für 4 Portionen:

1 Zwiebel

1 Knoblauchzehe

2 Kartoffeln

100 g Speckwürfel

½ l Wasser

2 EL Butter

20 ml Gemüsesud

½ Bund Petersilie

1 Dose Mais

100 g Sahne

Etwas Salz und Pfeffer

1. Schälen Sie zunächst die Zwiebel und den Knoblauch und schneiden Sie beides fein.
2. Schälen Sie die Kartoffeln und schneiden diese in Würfel.
3. In einem Topf mit Butter dünsten Sie zuerst die Zwiebeln und den Knoblauch an.
4. Geben Sie dann den Speck und die Kartoffeln hinzu und dünsten alles für 10 min an.
5. Gießen Sie das Wasser und den Gemüsesud hinzu und lassen Sie alles weitere 10 min köcheln.
6. Waschen Sie währenddessen die Petersilie und schütteln sie trocken.
7. Lassen Sie den Mais abtropfen und geben ihn gemeinsam mit der Sahne und der Petersilie, die Sie vorher fein hacken, der Suppe hinzu.
8. Pürieren Sie die Suppe leicht an, würzen Sie mit etwas Salz und Pfeffer und streuen zuletzt noch etwas Petersilie drüber, fertig!

Hummus mit Zimt-Hackfleisch

Zubereitung:

30 min

Zutaten für 4 Portionen:

2 Dosen Kichererbsen

3 EL Zitronensaft

5 EL Olivenöl

1 Zwiebel

60 g Sesampaste

1 Knoblauchzehe

500 g Rinderhackfleisch

4 Stiele Minze

Etwas Zimt

Etwas Kreuzkümmel

1. Lassen Sie die Kichererbsen abtropfen.
2. Vermischen Sie die Erbsen mit der Sesampaste, dem Zitronensaft, 1 EL Wasser und 3 EL Olivenöl.
3. Pürieren Sie die Masse durch und würzen Sie mit etwas Salz und Kreuzkümmel.
4. Der Hummus ist somit fertig!
5. Schälen Sie nun die Zwiebel und den Knoblauch und hacken beides fein.
6. In einer Pfanne mit Öl braten Sie das Hackfleisch 10 min an.
7. Nach 5 min geben Sie die Zwiebeln und den Knoblauch dazu.
8. Waschen Sie zuletzt die Minze und rupfen Sie sie ab.
9. Schmecken Sie das Hackfleisch mit etwas Zimt und Salz ab.
10. Vermischen Sie den Hummus mit der Hackfleisch-Mischung, streuen Sie die Minze drüber und genießen Sie ein einfaches Familiengericht!

Artischocken-Tortellini

Zubereitung:

30 min

Zutaten für 4 Portionen:

250 g Tortellini mit Füllung nach Wahl

1 Dose Artischocken

100 g Spinat

200 g Schlagsahne

2 EL Tomatenmark

Etwas Salz und Pfeffer

1. Kochen Sie die Tortellini nach Packungsanleitung.
2. Gießen Sie das Wasser der Artischocken ab und stellen Sie sie beiseite.
3. Der Spinat wird weichgekocht und mit der Sahne und dem Tomatenmark püriert.
4. Mit etwas Salz und Pfeffer abschmecken, die Artischocken hinzugeben und alles nochmals für 5 min köcheln lassen.
5. Zuletzt die Tortellini mit der Sauce vermischen und genießen!

Quinoa-Mango mit Brokkoli

Zubereitung: 25 min

Zutaten für 2 Portionen:

50 g getrocknete Mango-Streifen

120 g Quinoa

150 g Naturjoghurt

300 g Brokkoli

250 ml Gemüsesud

2 EL Olivenöl

50 g Lachs

20 g geraspelte Mandeln

Etwas Zitronensaft

Etwas Salz

1. Spülen Sie zunächst den Quinoa unter kaltem Wasser ab und geben Sie ihn in einen Topf mit dem Gemüsesud.
2. Kochen Sie ihn anschließend nach Packungsanleitung.
3. Geben Sie nach 5 min auch den Brokkoli hinzu und lassen alles garen.
4. Kurz vor Ende der Garzeit geben Sie die Mango-Streifen hinzu.
5. Braten Sie den Lachs kurz an und schneiden Sie ihn dann in kleine Stückchen.
6. Vermischen Sie nun den Joghurt mit etwas Zitronensaft und Salz.
7. Verrühren Sie die Mischung gut.
8. Vermengen Sie nun alle Zutaten miteinander und streuen etwas Mandeln drüber, fertig!

Pfirsich-Himbeer-Quark

Zubereitung:

10 min

Zutaten für 2 Portionen:

500 g Magerquark

50 ml Milch

1 Becher Sahne

4 TL Zucker oder alternativ Mandelmus

2 Pfirsiche

100 g Himbeeren

1. Rühren Sie als erstes den Quark in einer Schüssel mit der Milch an.
2. Die Sahne wird geschlagen und dann unter die Quarkmasse gehoben. Geben Sie etwas Zucker oder Mandelmus hinzu.
3. Die Pfirsiche werden enthäutet, entkernt und klein geschnitten.
4. Die Himbeeren können Sie pürieren und als Sauce nutzen oder aber auch als Ganzes dem Quark hinzugeben.
5. Verrühren Sie alles und genießen Sie ein leckeres Dessert für die ganze Familie!

5 leckere und einfache Backrezepte ab dem 12. Lebensmonat

Apfel-Zimt-Auflauf

Zubereitung:

40 min

Zutaten für einen Auflauf:

6 Äpfel

150 g Mehl

60 g Butter

100 g brauner Zucker

Butterflocken

1. Heizen Sie Ihren Backofen auf 200 ° C vor.
2. Schälen und entkernen Sie die Äpfel und schneiden Sie diese danach in kleine Stücke.
3. In einer Schüssel vermischen Sie das Mehl mit der Butter und dem braunen Zucker.
4. Nehmen Sie nun eine Auflaufform und geben Sie die Äpfel hinein. Streuen Sie Ihren körnigen Teig (Streusel) darüber und setzen oben drauf die Butterflocken.
5. Bei 200 ° C benötigt der Auflauf nun 25 min.

Schoko-Grieß-Kuchen

Zubereitung:

20 min

Zutaten für 1 Kuchen:

1 l Milch

Jeweils 250 g Zucker, Grieß, Butter

3 EL Kakaopulver

2 p. Butterkekse

1. Er steht zwar bei den Backrezepten, dieser Kuchen gelingt aber auch völlig ohne Backen!
2. Nehmen Sie eine Kuchenform und legen Sie diese mit Butterkeksen aus. Sie können hierfür auch eine kleine Auflaufform nutzen.
3. Erhitzen Sie die Milch mit etwas Butter und geben Sie den Zucker hinzu.
4. Lassen Sie anschließend den Grieß hineinrieseln und rühren Sie gut um.
5. Kocht die Masse auf, geben Sie das Kakaopulver hinzu und nehmen es vom Herd.
6. Nun streichen Sie die Hälfte der Masse auf die erste Schicht Butterkekse.
7. Dann legen Sie wieder eine Schicht Kekse aus und geben die restliche Masse drüber.
8. Sie können, je nach Geschmack, auch mehrere, dünne Schichten machen!
9. Nachdem der Kuchen abgekühlt ist, kann er vernascht werden!

Tipp:

Wer es noch schokoladiger möchte, gießt etwas Kuvertüre über den Kuchen.

Schnelle Kokosflocken-Bananen-Kekse

Zubereitung:

15 min

Zutaten für ca. 15 Kekse:

2 reife Bananen

100 g Kokosflocken

1. Schälen Sie die Bananen und vermischen Sie diese mit den Kokosflocken.
2. Verarbeiten Sie die Masse zu einem glatten Teig.
3. Formen Sie daraus 15 Kugeln und drücken Sie die auf einem Backblech etwas flach.
4. Bei 170 ° C benötigen die Kekse 15 min.

Fluffige Selters-Muffins

Zubereitung:

25 min

Zutaten für ca. 8 Muffins:

380 g Mehl

2 Eier

1 p. Backpulver

170 ml Mineralwasser

50 ml Öl

2 Bananen

50 g Rosinen

1. Heizen Sie den Backofen auf 200 ° C vor.
2. Pürieren Sie die Bananen mit etwas von dem Mineralwasser.
3. Schneiden Sie die Rosinen ganz fein und mischen diese unter.
4. Geben Sie nun alle Zutaten in eine Schüssel und vermengen diese zu einem Teig.
5. Verteilen Sie den Teig in Muffin-Förmchen und backen diese für 25 min bei 200 ° C.

Einfache Quarkbrötchen

Zubereitung:

60 min

Zutaten für 6 Brötchen:

250 g Quark

50 g Dinkelflocken

50 g Mandelmehl

2 Eier

2 EL Flohsamenschalenmehl

2 EL Chia Samen

1 EL Leinsamen

1 p. Backpulver

1. Heizen Sie den Backofen auf 180 Grad vor und stellen Sie ein Backblech mit Backpapier bereit.
2. Mischen Sie alle Zutaten in einer Schüssel zusammen.
3. Kneten Sie diese mit den Händen zu einem festen Teig zusammen.
4. Decken Sie dann den Teig mit einem Tuch ab und lassen Sie diesen ungefähr 15 Minuten gehen.
5. Teilen Sie den Teig nun in sechs kleine Teile auf, formen Sie daraus Brötchen und verteilen Sie diese auf dem Backblech.
6. Lassen Sie die Brötchen für 30 Minuten auf mittlerer Schiene im Backofen backen.
7. Schieben Sie dann das Blech eine Position höher im Backofen und lassen Sie die Brötchen weitere 5-10 Minuten drin.

Tipp:

Sobald Sie die Brötchen eine Position höher schieben, ist Vorsicht geboten. Sie werden nun sehr schnell braun!

Schlusswort

Die ersten Wochen und Monate mit Ihrem neuen Familienmitglied sind etwas ganz Besonderes. Gerade dann sollte man genau wissen, was die Kleinen benötigen und womit man ihnen etwas Gutes tun kann.

Ich hoffe, dass ich Ihnen mit diesem Buch wichtige und spannende Informationen, sowie tolle, praktische Ideen mit auf den Weg geben konnte.

Die verschiedenen Rezepte sind vielfältig und können variabel durch andere Gemüse- oder auch Obstsorten ersetzt werden. Tasten Sie sich langsam heran und staunen Sie, wie schnell sich Ihr Kind an die neuen Geschmackserlebnisse gewöhnt und sich darauf freut, etwas Neues kennenzulernen.

Anfangs mag es noch etwas schwieriger sein, alle Rezepte genauso umzusetzen. Mit der Zeit werden Sie den Dreh aber raushaben und es wird Ihnen ganz leichtfallen, die nächste Mahlzeit für Ihren kleinen Schatz vorzubereiten.

Sie werden schnell merken, dass es ab dem 10. Lebensmonat schon viel leichter wird. Dann nämlich kann Ihr Kind schon langsam an die Familienkost gewöhnt werden.

Sie werden sehen, dass Ihr Kind Ihnen etwas vom Teller mopsen und sich langsam an die feste Nahrung herantasten wird.

Ab dem 12. Lebensmonat braucht man dann auch nicht mehr auf alle Gewürze verzichten und kann das kochen, was einem selbst auch gut schmeckt.

Ich wünsche Ihnen eine schöne Zeit mit vielen Leckereien und tollen Momenten mit Ihrem Nachwuchs.

Genießen Sie es! Es geht so schnell vorbei...

Hat Ihnen mein Buch gefallen?

Dann zeigen Sie es mir bitte mit einem positiven Feedback anhand einer Rezension auf Amazon. Dies würde mich als freie Autorin sehr freuen und mir unglaublich weiterhelfen!

Vielen Dank!

Ihre Jana Bergmann

Haftungsausschluss

Die Umsetzung aller enthaltenen Informationen, Anleitungen und Strategien dieses E-Books erfolgt auf eigenes Risiko. Für etwaige Schäden jeglicher Art kann der Autor aus keinem Rechtsgrund eine Haftung übernehmen. Für Schäden materieller oder ideeller Art, die durch die Nutzung oder Nichtnutzung der Informationen bzw. durch die Nutzung fehlerhafter und/oder unvollständiger Informationen verursacht wurden, sind Haftungsansprüche gegen den Autor grundsätzlich ausgeschlossen. Ausgeschlossen sind daher auch jegliche Rechts- und Schadensersatzansprüche. Dieses Werk wurde mit größter Sorgfalt nach bestem Wissen und Gewissen erarbeitet und niedergeschrieben. Für die Aktualität, Vollständigkeit und Qualität der Informationen übernimmt der Autor jedoch keinerlei Gewähr. Auch können Druckfehler und Falschinformationen nicht vollständig ausgeschlossen werden. Für fehlerhafte Angaben vom Autor kann keine juristische Verantwortung sowie Haftung in irgendeiner Form übernommen werden.

Urheberrecht

Impressum

1. Auflage

Jana Bergmann wird vertreten durch: Daniel Jagusch, Hagenstr. 61, 44581 Castrop-Rauxel

Covergestaltung: www.depositphotos.com

Printed in Poland
by Amazon Fulfillment
Poland Sp. z o.o., Wrocław

52403660R00159